U0005199

最自然的健康聖品
喝咖啡的神奇效果

綠原酸

咖啡健康的關鍵密碼

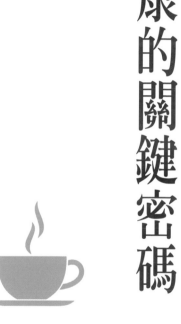

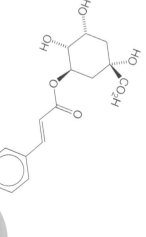

【共同著作】
鄭世裕、原來、王神寶

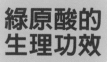

綠原酸的
生理功效

晨星出版

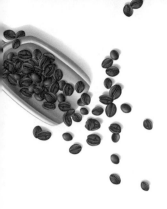

推薦序1

　　從體內活出一畝純淨生機,人健康,就快樂!一直是我經營的信念。

　　在「健康」的大前提之下,我從事無機健康功能性材料應用至紡織產業,感謝一路上受到兩岸的化纖廠、紡織廠,以及重視消費者健康,並以之為訴求的品牌廠商厚愛,採用我公司奈米等級的無機紡織材料紡出目前市面上熟知的遠紅外線紗、負離子紗、竹炭紗、涼爽紗、發熱紗等功能性紗線,帶給消費者健康舒適的衣著環境。

　　我從小在埔里卡度部落長大,和布農族人一起暢遊山林之間,族人的健康與生計也一直是我關心的,當我完成健康功能性紡織產業的供應鏈之後,我開始投入健康食品原材料的開發,利用埔里山區獨有的高山清泉,新鮮有氧的優質農地,提供族人咖啡種苗,輔導他們種植咖啡樹,並且應用我公司既有的奈米科技做咖啡製程的改善,我的目標就是健康無毒,喝得順口,安心地喝。

　　當大家都在追求精品咖啡豆的香味層次的同時,我選擇走「健康」的路,我希望能夠創造一個安心喝咖啡的環境,同時喝了還不會心悸的優質咖啡,這對於廣大的消費者而言,才是最實惠的享受。

　　後來,和食品教授專家討論咖啡時,得知咖啡豆內含的綠原酸對於人體更加有幫助,加上國外已經開始風行,可是環視國內有關綠原酸的報導多是擷取一兩則論文就直接下定論,沒有花時間去做蒐集整理的工作,這個工作雖然辛苦,卻是最基礎最重要的任務,唯有這樣還能將正確的健康資訊提供給消費者。

　　所以我特別邀請王神寶教授、鄭世裕博士、原來博士整理約兩百篇國內外對於綠原酸的學術研究論文，對於綠原酸在人體所產生的降血壓、抗肥胖、抗氧化，以及改善心情和保護神經等作用，做一次研究結果的總回顧；感謝他們花了數月時間進行整理與撰寫，撰寫這一本國內首見綠原酸研究的完整版，提供給大家一個基於學術實驗研究所得的健康資訊，期望大家都能夠從中獲得實質的健康效益。

　　敬祝大家各有一畝純淨心田，人健康，生活愉快，不枉此生。

華楸生技公司創辦人

宋權燐

2019/6/1

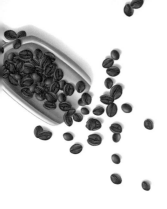

推薦序2

　　基於「誠信‧專業‧服務‧創新‧永續」的經營理念,我創立了紅崴科技集團,所想要傳達的,就是希望推廣「全方位的科學養生保健之道」;同時,我深切相信獨特且優秀的產品,絕對是企業經營成功的關鍵,從榮獲多國專利,日內瓦、科威特、匹茲堡、韓國首爾、德國紐倫堡、泰國、馬來西亞等多項國際發明展大獎肯定的「GoodARCH 遠紅外線足弓矯正器鞋組」開始,我就和華枃生技創辦人宋權燐先生合作,感謝他提供品質穩定的功能性原料,使足弓矯正器鞋組能夠真正嘉惠於支持紅崴集團的愛用者。

　　想要擁有非凡的成就,就要選擇和別人不一樣的道路,由於紅崴集團專注於愛用者健康的需求,從不同的產品使用與特性,去規劃最適合各年齡層消費者切身需求的專屬產品;同時紅崴選擇與眾不同的組織行銷方式,將利潤分享給愛用者,並且透過循序漸進的教育訓練,幫助夥伴提升專業能力,以提供親切、便利、優質的售後服務。

　　紅崴明白,隨著老人化社會的到來,以及國人長期過著物質充裕的日子,但伴隨而來的卻是老人癡呆、失智、阿茲海默症、肥胖高血壓等擾人的病徵,不斷地侵蝕我們應該還可以享受人生的時光;基於此,紅崴近年來即致力於健康食品的科技開發,甚至運用中醫五行理論於食品配方的開發,讓紅崴的愛用者能夠活得健康,活得快樂!

　　綠原酸,也是紅崴近年來關注的健康產品,由於綠原酸是一種優質的多酚類,它來自天然的咖啡豆,對於人體的健康效應一直有驚奇的報告出爐。很高興,華枃生技創辦人宋權燐先生輔導布農族人種植咖啡樹,所產

生的新鮮咖啡豆，正可以萃取綠原酸，提供紅崴的愛用者一個促進健康的新選擇。

　　我自己有幸能親自享用宋先生餽贈的綠原酸，約半年已經隱約可以感受到對人體某一方面的協助，想要深入了解全貌與作用機制；但由於國內對於綠原酸的報導與研究多是片段擷取自國外零星的研究，少有全面性的論文審視與整理，感謝王神寶教授、鄭世裕博士、原來博士的大力協助，將綠原酸的研究結論做一次完整而清楚的解說。

　　我個人深信，萬丈高樓皆由平地起，健康事業也是一樣，只要心存真誠的愛心與善心，一步一步地研究開發，將最好的成果呈現出來，逐步構築一個全方位的科學養生保健系統，讓我們都可以一起享受幸福圓滿的瑰麗人生。

　　最後，我個人非常敬佩宋權燐先生對於鄉土的愛心、熱心、與回饋鄉里之心，這份感恩關懷的態度，值得敬佩！

紅崴科技集團創辦人

謝進興 博士

2019/6/3

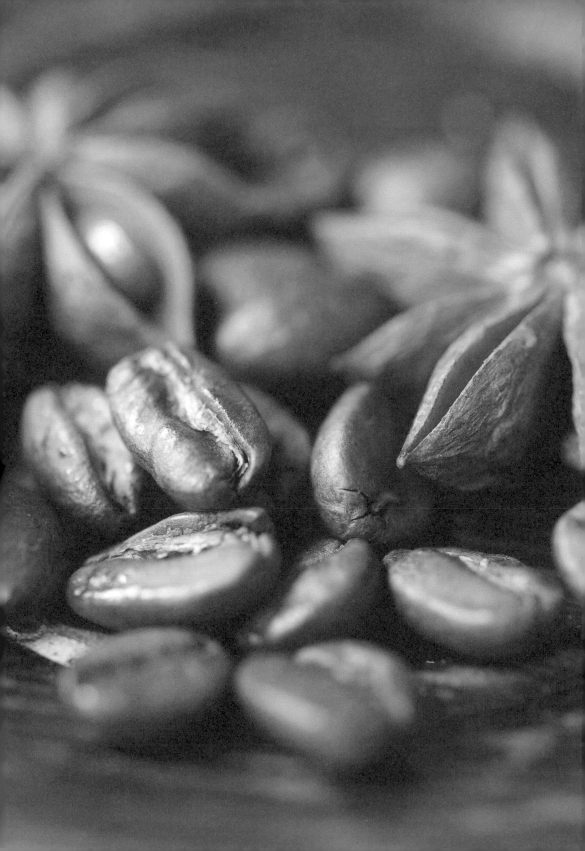

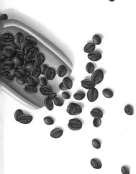

科學的數據和驗證就是
好咖啡的代言！

　　隨著資訊媒體的傳播，專家學者的肯定，喚醒大家除了茶飲之外還有的是黑色湯汁——咖啡。

　　咖啡豆中的植化素約有400多種以上！在人體飲用後有非常多好的助益，當然有很多的實驗佐證，能使咖啡愛好者更放心的享用一杯好咖啡！

　　經國內外研究證明，綠原酸是一非常強的抗氧化物，藉由咖啡來獲得，主要有以下三種特質：

　　一. 安全性：從3～6世紀發現咖啡以來至今，除了特殊體質之外，眾多研究報告表明，咖啡多為正面少有副作用。

　　二. 含量高：在一天生活中綠原酸的攝取源，以咖啡為最佳，是含量最高的飲品，勝過其他蔬果中含量。

　　三. 便利性：早餐沖泡 ·杯咖啡或上班中以咖啡提神，無論是自己沖煮或從便利商店中，皆可隨時取得一杯咖啡。

　　就種種面向來探討綠原酸的功能性，希望讓大家更放心！更喜悅的享用一杯優質好咖啡，並獲得您預期的效果。

王神寶

2019/07/22

目錄

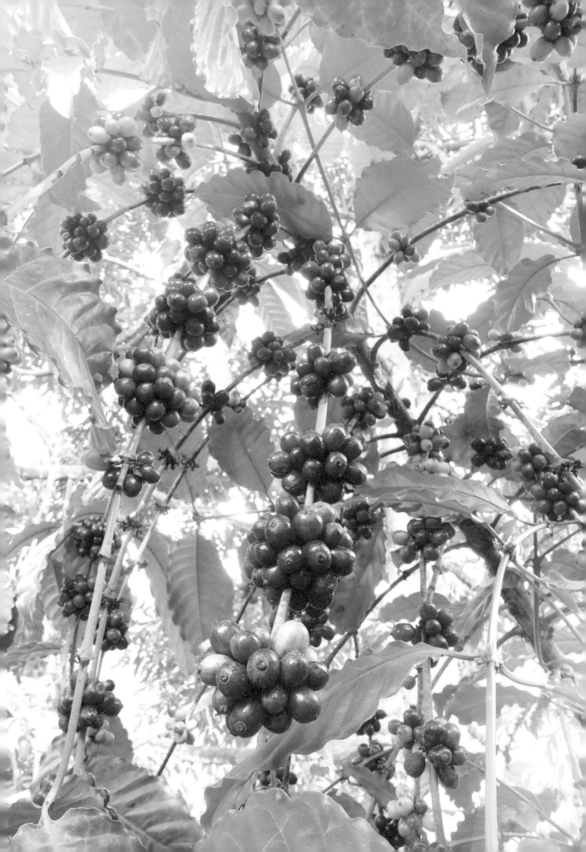

壹、

前言

現代最平民的飲料，多數人第一首選不可不提的就是咖啡，咖啡已經立於不可忽視的地位，甚至很多「嗜咖者」都曾動心起念想要開一家咖啡館享受創業的小確幸。咖啡，就是有股牽引我們的迷人魅力，當我們有想要做點什麼事情的時候，總會忍不住先來一杯咖啡吧！

煮一杯咖啡就有滿室生香，這個誘人的香氣，在我們思考時，總能提神讓思緒更清晰、有條理；在國外旅行，用完早餐來一杯咖啡，連味蕾也可以享受舒緩悠閒的時光，尤其在忙碌的行程來一杯咖啡，身心都能獲得休養，更有能量去探索挑戰未知的下一個旅程。

美國——意想不到的勝利因素

美國人喝咖啡的量不輸華人喝茶的量，美式飲食除了油膩，而且食物量多又甜，因此必須靠咖啡因（咖啡鹼）包括其他化合物來解膩。早年在美國南北戰爭時，曾經發現其中一方士兵體力充足、興奮，常拿水壺往口裡送，原來他喝的就是咖啡汁液，從此造就了美國喝咖啡的風潮，而那一方就是勝利的北方軍，因為當時南方港口被北方封鎖，咖啡等其他物質都進不去，所以我們或許可以誇張地說：原來美國南北戰爭輸贏的關鍵之一竟然是「咖啡」。

北歐——放鬆身心地融入生活圈

北歐國家飲用咖啡的人最多，排名幾乎佔據前三名，氣候寒冷低溫難耐，男性常借酒暖身；而女性則選擇浪漫優雅地喝咖啡，因為咖啡因的作用機制會抑制磷酸化分解酵素作用，使血管平滑肌鬆弛放鬆、血流加速，讓身體末梢活化，暖和全身。所以在北歐地區咖啡早已融入家庭與社交圈，是生活中不可或缺的一環，他們也是最懂得享受咖啡的族群。

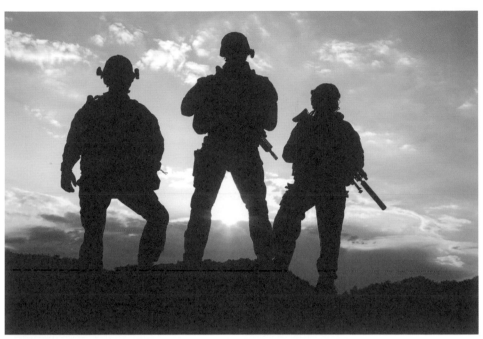

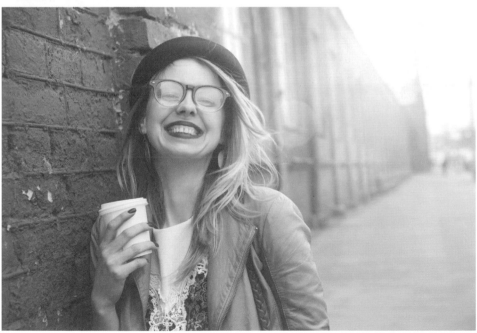

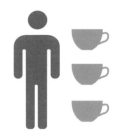

全球平均
1個人每天
3杯咖啡

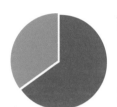

65% 的人喝咖啡會加不同的添加物
（如牛奶、奶油、香料、酒精、、鹽、肉桂、檸檬等）

35% 的人是喝黑咖啡，沒有添加物
（包括糖、奶油、奶精）

世界頂級咖啡消費國
（摘自Angel Galland 2019年5月30日）

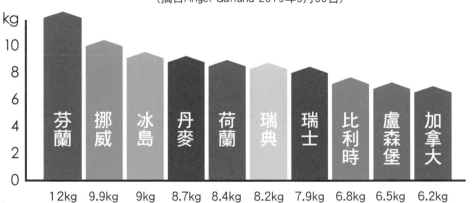

根據每人平均咖啡消費量，喝咖啡量最多的是芬蘭人。
根據國際咖啡組織（ICO）的統計數據，他們每年每人要喝12公斤咖啡。

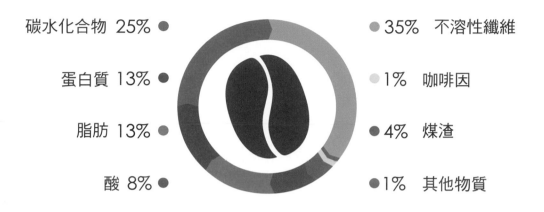

咖啡會有以下內容

碳水化合物 25%

蛋白質 13%

脂肪 13%

酸 8%

35% 不溶性纖維

1% 咖啡因

4% 煤渣

1% 其他物質

日本──潛藏的神奇因子

　　鄰近的日本，這幾年對咖啡的需求用量也不斷增加，東京癌症研究中心對咖啡能預防多重慢性疾病的研究相當深入，而且臨床實驗更證實，某些咖啡內化合物的營養因子，如：葫蘆巴鹼、類黃酮、咖啡醇、咖啡豆醇、綠原酸、5烴甲基呋喃醛等，能引起部份療效或預防慢性疾病。日本政府更懂得善用咖啡藥理，向百姓推廣醫食同源的觀念，即平時多喝咖啡能降低醫療成本，又減少慢性疾病罹患的機率，因此更加速日本咖啡人口的成長。

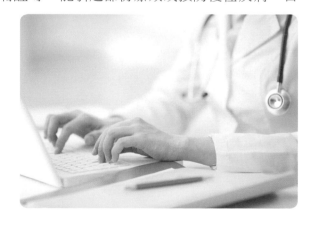

中國——良藥苦口，神祕的西方外來物

至於中國，咖啡的故事就充滿著趣味性，由於咖啡乙詞源自希臘語Kaweh，意思是力量與熱情，阿拉伯語Qahwah，意思是植物飲料，因此中國人最初將咖啡譯為「嗑肥」！

中國人最初試飲咖啡可能始於同治年間。同治五年（1866），上海的美國傳教士高丕第夫人所著的《造洋飯書》，為中國最早的西餐烹飪書籍。其中將coffee譯為「嗑肥」。這個嗑肥乙詞在現在看來頗有廣告賣點，也富含深意，嗑去肥油，看來也把咖啡可能可以減肥的意含翻譯得有聲有色且充滿趣味性。

在《造洋飯書》中有仔細敘述製作和煮咖啡的方法，第二五一條指出「猛火烘嗑肥，勤鏟動，勿令其焦黑。烘好，乘熱加奶油一點，裝於有蓋之瓶內，蓋好。要用時，現軋。兩大匙嗑肥，一個雞蛋，連皮注下於嗑肥內，調和起來，燉十分鐘，再加熱水二杯，一離火，加涼水半杯，穩放不要動。」[1]

猛火烘嗑肥，可見生咖啡豆烘焙是自古皆然，「勿令其焦黑」，可能已經烘到中深烘焙的程度；「乘熱加奶油一點」，這一招不錯，可以試試；「兩大匙嗑肥，一個雞蛋，連皮注下於嗑肥內」，這一招新鮮，加雞蛋的咖啡在現代是無法想像，可見當時咖啡是類似一種可以調和任何液體，黑色的液體經常可以讓中國人有很多的想像力。

中國人對於黑色的物質通常都有藥性的想像力，想當初可樂剛進入中國之時，剛看到這一杯黑色冒泡的飲料，經常問到的就是「這是補什麼的？」。咖啡亦然，在中國清代還被認為是猶如中藥神曲一般，神曲又稱神麴或神麵，其功效為「化水穀宿食，癥結積滯，健脾暖胃」，也就是幫助消化的意思。

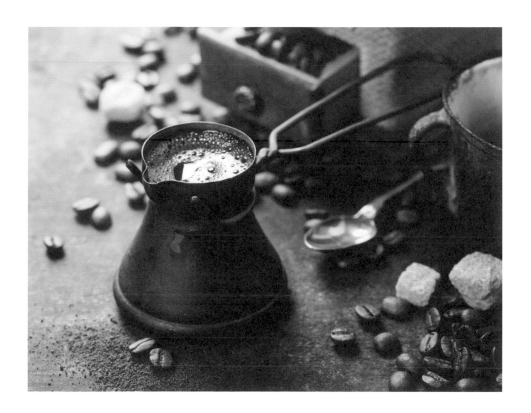

以光緒十三年（1887）辰橋〈申江百詠〉為例，「幾家番館掩朱扉，煨鴿牛排不厭肥。一客一盆憑大嚼，飽來隨意飲高馡（咖啡譯名）。」其詩後註：「番菜館如海天春、吉花樓等，席上俱泰西陳設，每客一盆，食畢則一盆複上。其菜若煨鴿子、若牛排，皆肥而易飽，席散飲高馡數口即消化矣（高馡亦外國物，大都如神曲等類）。」[2] 看來咖啡沖泡後色黑，在中國人心中黑色有補氣益中的印象，早期中國人剛接觸咖啡，還有著幫助消化的想像呢。

台灣──身份的象徵

在台灣，咖啡曾經是菁英、高級的表徵，因為在早期的台灣，咖啡是一杯非常昂貴的飲料！

1930年代，咖啡館的常客主要是日本人和曾在日本留學的臺灣菁英份子。1943年時，咖啡店分成兩類，女招待型咖啡店（有八家，稱「食事喫茶」）和西方風格咖啡館（有七家，稱「咖啡屋」），這些咖啡屋的服務對象是知識份子，包括學生、作家和記者。這兩種類型咖啡館的咖啡價格對於大多數人來說仍然相當昂貴。1950年代，一杯咖啡的價格從臺幣十五元到臺幣七十元不等，而當時一個臺灣人的年平均收入僅為一百四十五到一百五十二美元之間。[3]

無論如何，咖啡這個舶來品的確曾經是一個高貴且昂貴的飲品，甚至是一個身份的象徵；雖然現在喝咖啡已經是一個很普遍的習慣，但在工作場合，尤其是會議談判桌上，有一杯咖啡在桌上，那種氛圍就是一個恰如其份的配角。

咖啡在各個國家所扮演的角色，雖不盡相同，但卻有相同的輔助作用，都是為了讓人們的生活更加美妙，享受苦澀中的甜美。

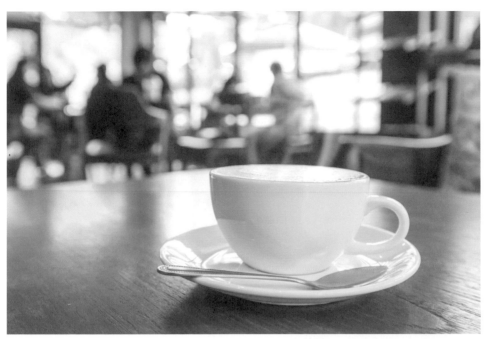

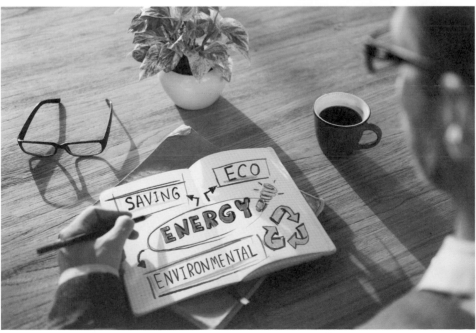

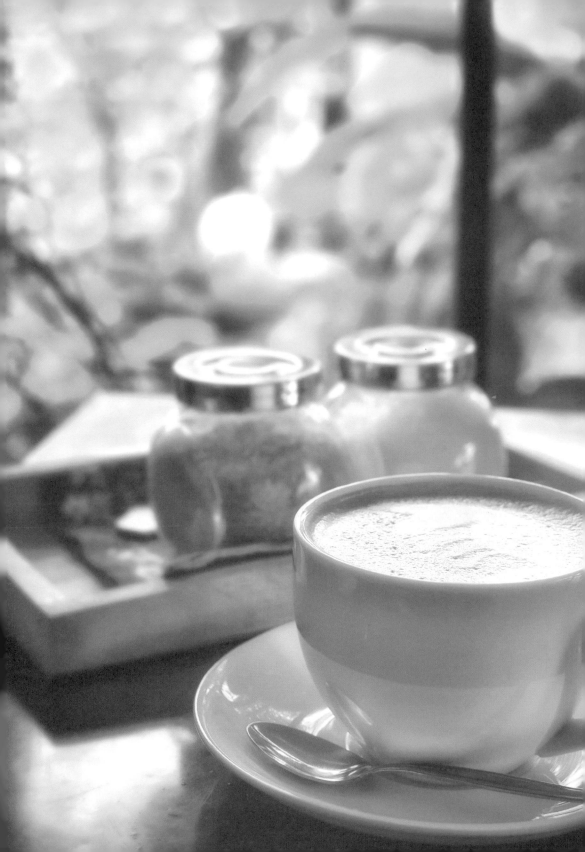

貳、

咖啡的藥理變化淺說

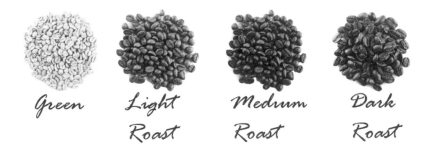

現代人常以為咖啡只有提神且利尿的作用，根本不太注意到這一顆顆咖啡豆中所蘊含的神奇因子。其實咖啡與我們的生活息息相關，能活化精神，促進健康。

如果一杯咖啡能讓您的身體變得更健康，那麼這杯咖啡會是您的生活享受，也會是您生命快樂的泉源。

古老的紅色果實

自古以來，咖啡就是一種提神、療病的祕方。以前清真寺的僧侶們即使在晚上誦經禱告，頭腦仍然清醒且不會打瞌睡，後來才漸漸地了解是因為許多僧人都吃一種紅色果子的緣故，因此可以推論是吃咖啡果實提神。尤其是有些宗教禁止喝酒，但是准許用咖啡汁液代替美酒，因為這個汁液可以使人頭腦清醒。

而另一個傳說是，歐夏迪利（Alshadhili）在慕卡地區流行皮膚發癢的疾病時，給他們喝一種紅色果實煮成的湯汁，求醫的病患竟然因此痊癒了，並尊稱他為「咖啡聖人」。依常理，這些病患很可能是缺乏維生素B群，而咖啡果實剛好可以提供相關的營養素，不然咖啡其實也沒有那麼神通廣泛。

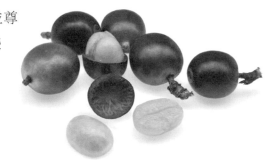

咖啡因污名化

我們知道咖啡不是複方藥物，但具備多種目前醫界用藥的成份，很多人一提到咖啡就馬上聯想到咖啡負面因子「咖啡因」，在此重申切勿曲解咖啡因的成份因子，它並不是造成心悸、無法入睡、胃酸過多、上癮等的主要成份。

岡希太郎（2017）表示世界上最古老又足以信賴的咖啡記載，是在十世紀初的波斯綜合醫學書《醫學集成》裡，作者是阿拉伯名醫雷澤

斯（Rhazes）。這本書中寫著：「自古以來，原生於非洲的Bunn種子搗碎後煮出來的汁液（稱為bunncom的麥稈色液體）對胃部顯示出具有良效。」而中亞出身的波斯名醫兼哲學家阿維森納（Avicenna）也在書中寫道：「覺得噁心想吐時可以喝咖啡。」

有許多的實證和理論，已推翻一般大眾或醫學單位的擔憂，筆者之一王神寶，將兩種不同的品種咖啡淬取，做對照組，其中一組咖啡因200毫克，含量較高讓人產生心悸，感到不舒服；另一組咖啡因含量150毫克，但連續喝三杯達450毫克，卻沒有造成心悸。由此可見，心悸與咖啡因無關，讓人產生心悸應該是另有其他成份因子。

常常聽到過午不喝咖啡，怕會睡不著，因為咖啡它有提神效果，但筆者之一王神寶為此做了實驗並加以驗證，將原本可讓人舒眠的咖啡，加糖，馬上讓某些族群的人真的一夜難眠，接著再檢驗這些含糖的咖啡其咖啡因含量，結果發現並未提高。由此可證，造成難以入眠的不是咖啡因，而是另有其他成份因子。

‑•‑ 咖啡歷史 ‑•‑

山羊

能量發現者

山羊吃下紅色果實後，變得有精神（興奮）熱情，那個果實就是咖啡。

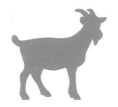

衣索比亞

咖啡的起源

生產世界最迷人獨特的咖啡。衣索比亞是咖啡豆起源的主要地區。

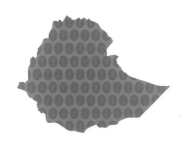

你想像不到的咖啡好處

簡單地說，一杯好咖啡不可能讓會心悸的人心悸；就算再晚喝，也不會影響您的睡眠，而且要能舒眠；咖啡絕對不會傷害腸胃或造成胃酸過多，它能加速刺激腸胃蠕動，輕鬆大量排出宿便。每天多喝幾杯也不會上癮，幾天不喝也不會無精打采、四肢無力。

咖啡因是目前世界上應用最廣泛的精神活化劑，能讓您消除疲勞，提升學習效能，增強記憶與工作能力等。但還是有劑量限制，目前TFDA台灣衛生福利部公佈，一天容許量為300毫克，約市售三杯咖啡的量，而且建議不要過多攝取。

關於先進國家對研究「飲用咖啡與預防疾病的關係」，岡希太郎（2017）₆整理眾多可信賴研究機關所發表的論文，以星號表示，例如五顆星是咖啡效用確實可信的疾病，三顆星是效用值得期待的疾病，一顆星是說不上有效，但也不會因此惡化的疾病。〈如表一〉

幾乎沒有一篇報告指出咖啡會使疾病惡化，而咖啡對於人體的好處，仍然繼續被研究與驗證，但可以肯定的是咖啡對人體絕對有益而無太大害處，而且咖啡豆的成份多元，非只有一般熟知的咖啡因而已，還有很多對人體有益的成份。如蔗糖、葫蘆巴鹼、5-HMF、尼古丁酸、膽鹼性化合物、綠原酸等

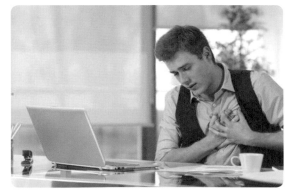

表一 關係到咖啡與預防疾病的流行病學調查 6

疾病種類	論文可信度
第二型糖尿病	☆☆☆☆☆
高血壓	☆☆☆
高脂血症	無調查
心血管疾病	☆
肝癌	☆☆☆☆☆
病毒性肝炎演變成肝癌	☆☆☆
大腸癌（女性）、子宮頸癌	☆☆☆
其他癌症 （食道、胃、乳、子宮、卵巢、肺、 腎、胰、膀胱、皮膚、白血病）	☆
慢性肝炎	☆☆☆☆☆
酒精性肝硬化	☆☆☆☆☆
膽結石	☆
痛風	☆☆☆
帕金森氏症	☆☆☆☆☆
阿茲海默症	☆☆☆
憂鬱症	☆☆☆
口乾症	☆☆☆
炎症性疾患	☆
病毒感染症	☆

接著，筆者將繼續一一剖析咖啡中的成份，讓讀者了解潛藏在咖啡中的好處。

(1) 咖啡因

化學名稱為 1.3.7 三甲基黃嘌呤。在一百年前就已經被當成藥品使用，用來治療氣喘，血管收縮及腦壓亢進性頭痛，或當成利尿劑。

在生活中，茶、可樂、提神飲料及感冒藥等，都含咖啡因成份，可見其廣泛程度。

很多學者提到咖啡因經過藥理作用之後，可讓人的中樞神經活化，只是人們常會好奇的問要多少劑量？但隨著每個人的體質和耐受力，咖啡因對人體的生化作用並不會一致，例如美式咖啡濃度相對淡，美國人幾乎都能接受，而且成為日常生活的必需品，那是精神、體力的補充劑；但是初到美國的華人有相當多人無法接受，因為喝了會產生心悸、睡不著的現象，所以就直接排斥不喝，只喝茶。

而很多朋友去歐洲玩回來後，會很懷念當地的咖啡香，甚至喝當地的超濃縮咖啡，由此可判歐風口味較普遍，而超濃縮優質的成份，則較適合華人。

咖啡豆的烘焙深淺過程是影響一杯咖啡好壞的關鍵，熟度因人而異，會有不同的喜好。而不同的熟度也會呈現不同的營養成份，以下介紹供您參考：

咖啡因在任何一個烘焙的時間和溫度的條件下，都是存在的，並不會因此增減，所以烘焙過程中，無法降低咖啡因。

咖啡因是一種黃嘌呤生物鹼化合物，存在咖啡樹，稱咖啡因；茶樹中稱茶鹼；瑪黛茶稱瑪黛因；巴西的瓜拿那（Guarana）稱瓜拿納因。在植物界中有超過六十種果實、葉子和種子中都含有咖啡因，它能讓昆蟲食用後麻痺，而成了天然殺蟲劑，達到殺蟲藥效。

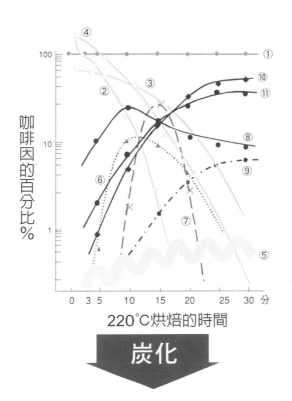

咖啡因的百分比%

0　3 5　　10　　15　　20　　25　　30　分
220℃烘焙的時間

炭化

成分名稱（一杯的含量）

烘焙中不會改變的成分
　①咖啡因（100mg）

烘焙中減少的成分
　②蔗糖　③葫蘆巴鹼
　④綠原酸

烘焙中時增時減的成分
　⑤揮發性梅納反應化合物
　（三百種以上的芳香成分）

烘焙中先增後減的成分
　⑥綠原酸內酯
　⑦5-HMF
　⑧蟻酸

烘焙中增加的成分
　⑨尼古丁酸
　⑩不揮發性梅納反應化合物
　（未知化合物，數量不明）
　⑪膽鹼性化合物
　（未知化合物，數量不明）

圖片來源：百藥之王《一杯咖啡的藥理學》

簡單來說，咖啡因是一種中樞神經興奮劑，可以趕走睡意且促使精神活力。對於人體與植物而言，都具有一定的良效。

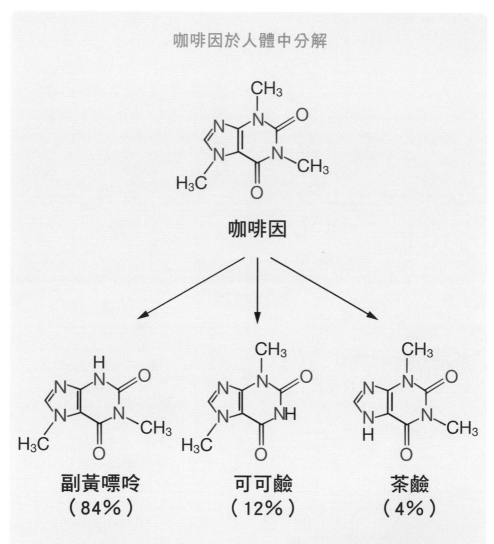

咖啡因於人體中分解

咖啡因

副黃嘌呤
（84%）

可可鹼
（12%）

茶鹼
（4%）

咖啡因在肝臟中被分解產生三個初級代謝產物副黃嘌呤（英語：Paraxanthine）（84%）可可鹼（12%）和茶鹼（4%）

圖片來源　作者：Skirtick

(2) 蔗糖

咖啡因為無色、無味、微苦、結晶狀或粉狀結晶，而咖啡生豆果實、甜度很高，含蔗糖為晶體狀，具有旋光性，容易被酸水解，而產生D－葡萄糖和D－果糖，且不具還原性，經烘焙加熱發酵，會形成焦糖化。

當高溫烘培咖啡豆時，其體中的蔗糖會進行焦糖化反應。蔗糖脫水，釋放水與二氧化碳，並且會釋放上百種芳香物質，這是咖啡甜美滋味的來源之一。

蔗糖是存在於多種植物體內的成份，也是植物進行光合作用的主要產物，在咖啡豆中的蔗糖經烘焙，會隨時間降低，平均在一杯咖啡中，糖的前身碳水化合物約0.01公克，含量並不高，但咖啡杯底濃郁的焦糖香，卻會讓您想再續杯。

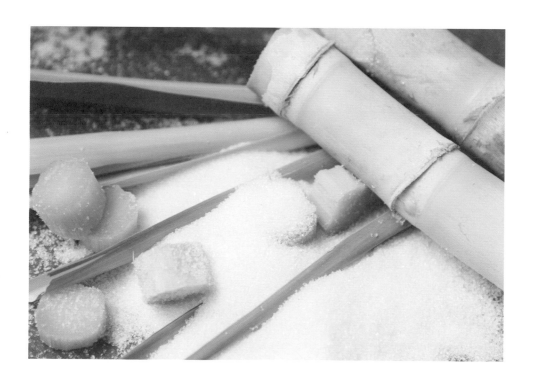

(3) 葫蘆巴鹼

　　咖啡中含有葫蘆巴鹼化合物，它有保護琺瑯質，防護細菌侵蝕的功能，在糖尿病患者的用藥中也能找到葫蘆巴鹼的成份。所以在您喝咖啡時，記得讓口腔中的齒舌沾滿味蕾，先享受一番再喝下，會有多重效果。

　　葫蘆巴鹼的成份含量在咖啡豆淺焙時較豐富，但會隨著烘焙的時間慢慢降低、消失。不過，長期喝咖啡也可能會導致色素沉澱，造成咖啡牙，影響外觀，因此，喝咖啡也需要留意潔牙的問題。

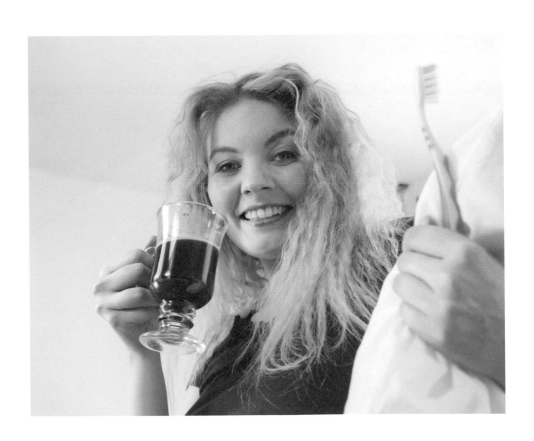

(4) 5－HMF

5－HMF（5烴甲基呋喃醛）是一種鏈狀細胞貧血症的特效藥，屬於維生素B群中B3的優質化合物。在非洲地區有許多國家的，百姓較容易罹患這種鏈狀細胞貧血症，因為被瘧蚊叮咬，尤其在奈及利亞這個國家相當普遍。只是5－HMF的生命週期很短，在烘焙過程中，以中烘焙量最多，如果有需要留住它，就必須要很精準地掌控熟度、烘焙時間和下豆時間點。

(5) 尼古丁酸

尼古丁酸是由科學家Hugo Weide於一八七三年研究尼古丁時發現的維生素B3，耐熱、可昇華，是人體必需的七種維生素之一，尼古丁酸是水溶性維生素，屬於維生素B群，在呼吸的氧化過程和糖類無氧分解的過程中，參與體內脂質的代謝。

人體尼古丁酸需求量	
·成人男性：16 毫克	·青年：20 毫克
·成人女性：14 毫克	·孕婦：18 毫克

＊建議每日最高攝取量

尼古丁酸在生理上做為傳遞電子使末梢血管起舒張作用，而且具有糖解作用、組織呼吸、脂肪合成等，當人體缺乏時，皮膚會得癩皮病、腸道障礙、癡呆、甚至死亡。

咖啡豆裡的尼古丁酸，在淺烘焙開始之後，其含量會隨時間增加，一直到深烘焙。

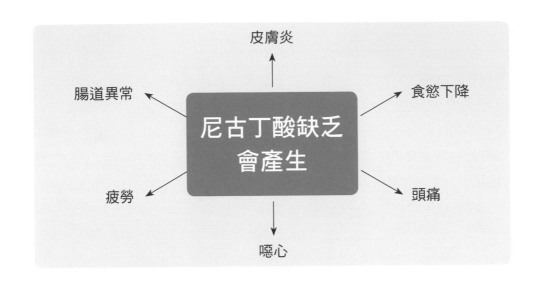

(6) 膽鹼性化合物

人體若缺乏膽鹼性化合物會影響神經的傳遞，甚至還可能引起帕金森氏症，所以想讓神經元敏感活躍，建議要多喝咖啡，而且已有相當多的研究報告顯示，咖啡對神經傳導敏感效果顯著，能降低罹患神經傳導的慢性疾病。

膽鹼性化合物在極淺烘焙時含量就很高，在高溫烘焙後，數量又會增加，且居高不下，它也是我們人體必需的化合物之一。

(7) 綠原酸

咖啡生豆呈現淺綠色，是因為咖啡豆主要有咖啡因和綠原酸（chlorogenic acid），咖啡豆裡面的綠原酸約佔總重量6～12％（乾

重），是影響咖啡中果酸味道的最主要成份。

　　綠原酸屬於多酚類，我們經常聽到的薑黃素、花青素、兒茶素都是多酚類，在綠茶及深色蔬菜中都存在多酚類物質。綠原酸在未烘焙的咖啡生豆表皮中含量最多。

　　植物因為要抵抗蟲害或病菌，尤其是咖啡果實，為了減少紫外線的傷害而產生綠原酸。綠原酸是一種有機酸，抗熱性較低，咖啡生豆含有大量綠原酸，但在烘焙過程中會被破壞。

　　由於綠原酸抗熱性較低，隨著烘焙過程的加深，咖啡生豆中的綠原酸會被破壞而漸漸減少，所以一般淺焙的咖啡豆綠原酸含量比深焙咖啡豆來得多；咖啡豆烘得越深，殘餘綠原酸與豆子的的重量比就越低。

　　所以，淺焙的咖啡豆綠原酸含量比深焙豆來得多，不論哪一個產區的咖啡豆，如果豆子過度烘焙，不但綠原酸的成份會被分解，香氣和風味等特色也會不見。

　　本書中，我們將加以延伸這個議題，即為綠原酸在咖啡中所扮演的角色。

綠原酸比例

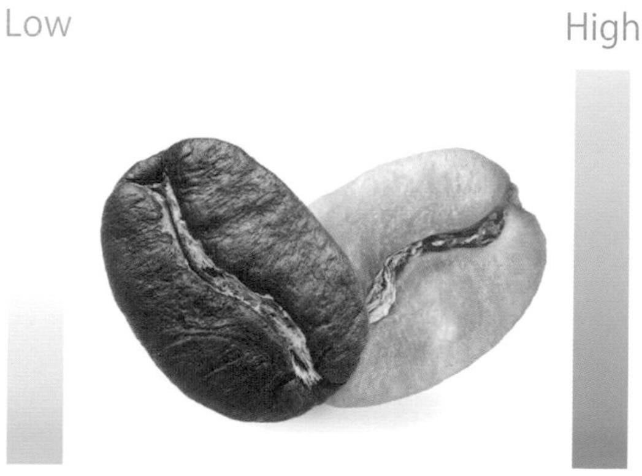

Low　　　　　　　　　　　　　　High

咖啡豆綠原酸含量比

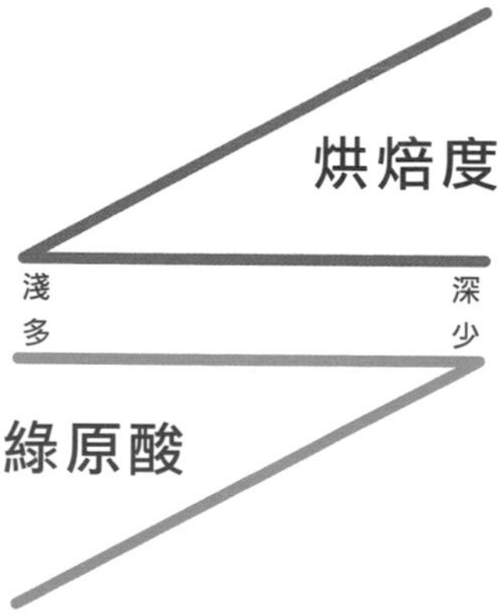

烘焙度

淺　　　　　　　　深
多　　　　　　　　少

綠原酸

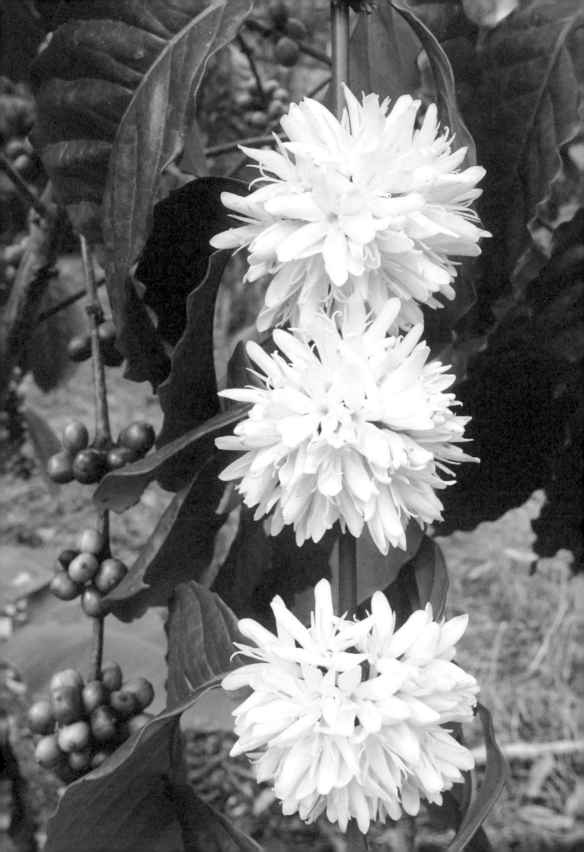

綠原酸的全貌與身份

人體要維持正常機能，除了五大營養素外，更需補充食物纖維、植化素。而綠原酸即為植化素之一。

咖啡，有苦，有酸。有人說這杯咖啡好苦，也有人說不喜歡喝到咖啡的酸味。每個人對咖啡的味道評價不一，而酸味也被認為與咖啡豆品質有關，究竟咖啡的酸，是什麼酸？咖啡裡面有好的酸類，也有不好的酸。

酸感成因──綠原酸與奎尼酸

咖啡中好的酸類是綠原酸，就是本書的重點；而不好的酸類就是奎尼酸，有奎尼酸出現就表示綠原酸被降解，所以咖啡烘焙越深，綠原酸的含量越低，而奎尼酸就佔據了主要的地位。奎尼酸會影響咖啡的風味，導致在喝的時候能感覺到胃裡的酸味。說到這裡，可能有人會誤會綠原酸只存在於咖啡中，其實不然，綠原酸普遍存在天然蔬果、植物中，如茄子、牛蒡、番茄、蘋果等。

除了奎尼酸和綠原酸以外，咖啡還有檸檬酸、蘋果酸、酒石酸、醋酸、磷酸等，這些酸類造就了咖啡多樣的酸味口感，豐富了我們的味覺享受。所以，喝咖啡喝到酸，不要以為是過期了，或是劣質的咖啡，因為這類的酸不是臭掉的酸，是完全不一樣的概念。

再補充一點，綠原酸是咖啡的主要成分之一，更是咖啡內酸類物質中含量最多的酸，口味好壞的極大關鍵。

多元酸感豐富咖啡的味道

《檸檬酸》，化學式是$C_6H_8O_7$，英文為Citric acid，在柑橘類的水果中含有較多的檸檬酸，特別是檸檬和青檸最多。檸檬酸是一種重要的有機酸，而咖啡中的檸檬酸是咖啡樹進行呼吸作用時的產物之一，咖啡中檸檬酸的含量多少可以用來判斷生豆是否新鮮。但隨著咖啡櫻桃紅般的果實與其成熟度的上升，檸檬酸含量將會減少，伴隨著轉化為更多的糖份。而咖啡豆在淺烘焙中檸檬酸會達到峰值，且隨著烘焙進行到後期，會不斷遭到

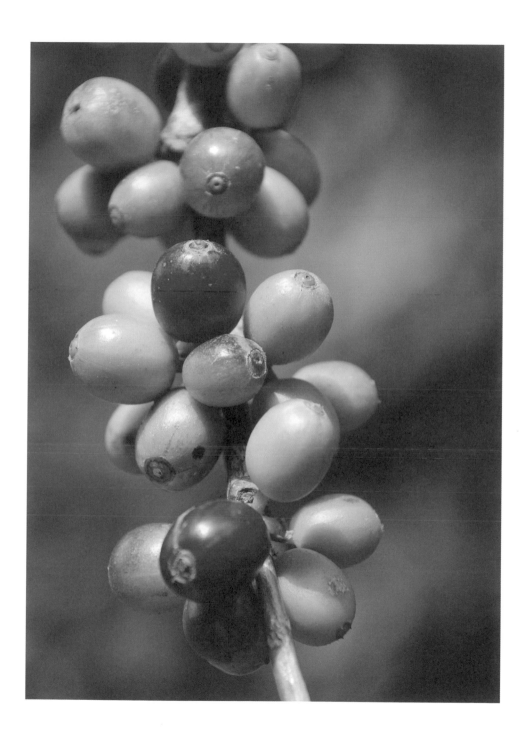

分解與破壞。

《蘋果酸》，化學式是$C_4H_6O_5$。英文為Hydroxybutanedioic acid，存在於蘋果、葡萄、山楂等果實中，蘋果酸首先從蘋果汁中分離出來，是蘋果汁酸味的來源，並因此得名。咖啡生豆的蘋果酸濃度低於檸檬酸，而且經過烘焙後濃度會降到只佔生豆重的0.1％～0.4％，所以一般將蘋果酸歸類為香酸。

《酒石酸》，化學式是$C_4H_6O_6$，英文為Tartaric acid，存在於多種植物中，如葡萄和香蕉，是葡萄酒中主要的有機酸之一，也是咖啡澀感來源之一。

《醋酸》也叫乙酸、冰醋酸，化學式CH_3COOH，是一種有機酸，典型的脂肪酸，為食物內酸味及刺激性氣味的來源。在咖啡成份裡主要存在於咖啡後置處理過程中的發酵步驟，而水洗咖啡中的醋酸含量普遍較高，比日曬咖啡高。烘焙機中的壓力有利於醋酸含量的增加且有利於保持揮發性酸質，並提高咖啡品質。少量的醋酸能使咖啡具有酒酵香，但如果醋酸過量就會使咖啡產生醋苦味。

《磷酸》化學式H_3PO_4，英語Phosphoric acid，是一種常見的無機酸。肯亞咖啡擁有獨特的酸度，就是因為含有高濃度的無機酸。一般咖啡裡的磷酸大約只佔整個咖啡的1％，而其醋酸的主要來源就是土壤的植酸水解；在咖啡的烘焙中，會隨著烘焙度不斷加深，磷酸的含量也會逐步增加，而且磷酸含量的提升可增加咖啡的明亮度與甜感。

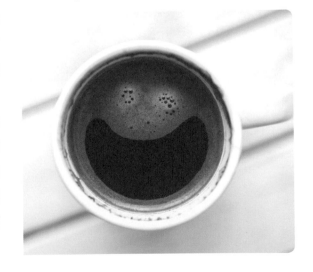

烘焙深淺影響綠原酸的含量

　　《綠原酸》是本書討論的重點，化學式$C_{16}H_{18}O_9$，英語Chlorogenic acid，又名漂木酸、氯吉酸、氯原酸、咖啡單寧酸、杜仲綠原酸、全蠍提取物、咖啡醯奎尼酸等，綠原酸的「chloro」英文源自希臘文，有「淡綠色的意思」，最初是在綠色咖啡豆中發現的，因而得名。綠原酸是目前所有咖啡生豆中普遍存在的一種酸類，佔咖啡淨重的6％～8％。所以咖啡是全世界物種中綠原酸含量最多的植物，也是咖啡酸感和苦感的重要來源，對人類有些輕微神經刺激作用。綠原酸共有兩種同分異構體，烘焙過程中被分解的單咖啡醯酸和不會被分解的二咖啡醯酸。其中二咖啡醯酸會使咖啡產生苦味和金屬味。在烘焙過程中，綠原酸會被分解為奎尼酸（Quinic acid）和咖啡酸（Caffeic acid），這兩種酸會影響咖啡的酸澀度和口感。

　　但綠原酸不耐熱，在高溫環境下會被破壞，因此在烘焙過程中溫度是影響含量的關鍵。

綠原酸分子圖

綠原酸的萃取特質

綠原酸的分子量350.30，屬於半水合物為白色或微黃色針狀結晶，在110℃時會變為無水物，熔點為206-208℃，比旋光度[α] D＝35.2°（C＝2.8）。綠原酸類化合物是含有羥基和鄰二酚羥基的有機物，為極性有機酸，極不穩定，易溶於乙醇、丙酮、甲醇等極性熔劑，微溶於乙酸乙酯，難溶於氯仿、乙醚、苯等親脂性有機溶劑，因此利用這一性質，可從植物中提取綠原酸。

綠原酸的萃取方法有很多種，如浸提法、乙醇回流法、超音波輔助萃取法、超濾法、吸附分離法、酶萃取法、微波輔助萃取法、超臨界流體萃取法等。其中，有機溶劑萃取法和回流萃取法是比較成熟的綠原酸萃取技術，已有越來越多的研究者開始採用現代分離技術來萃取綠原酸，如微波輔助萃取法、超音波輔助萃取法、超臨界流體萃取法和吸附分離法等。

多酚類——綠原酸：許多植物皆含量豐富

綠原酸本就是大自然的恩賜，只是在近幾年才被發現其它對人體健康的益處；根據研究證實，綠原酸可以在食品和草藥中找到，如蘋果[7.8.9.10.11]、洋蔥[12]、檳榔[13]、牛蒡[14]、胡蘿蔔[15.16.17]、咖啡豆[18.19.20.21.22]、茄子[23]、杜仲[24]、葡萄[25]、金銀花[26]、奇異果[27]、梨[28]、李子[29.30]、馬鈴薯[31.32.33.34]、茶[35.36]、菸葉[37]、番茄[38]、和艾草[39]。

綠原酸為多酚類，存在於上面所列的植物中，但多數植物中的綠原酸含量並不高，綠原酸含量最多的在末烘培的咖啡生豆表皮中，生豆必須烘焙才能泡咖啡，所以如果要獲得更多的綠原酸，淺焙是最佳之道。

多酚廣泛存在於植物界，也扮演重要的角色，尤其在陽光照射植物後。多酚是光合作用下的二級產物，就好像是人體經陽光照射產生維生素

D一樣，植物有了體內代謝產生的多酚，可以提供植物之氣味、顏色，並且保護植物抵抗紫外線、昆蟲、細菌、病毒等侵害，是一種天然的保護元素。而植物多酚主要存在於植物的皮、根、葉、果中，在植物中的含量僅次於纖維素的成份。

所以善用植物的保護元素來維持自己的健康才是上策，多吃蔬果，尤其各種顏色的蔬果，因為其本身就擁有天然的抗氧化劑，能有效抵抗氧化壓力，減少疾病生成；尤其是多酚類，更有可能幫助控制血脂，降低因肥胖引起的動脈硬化等疾病。

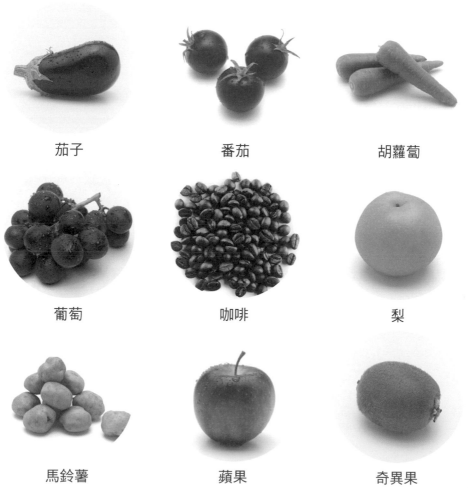

茄子　　　　　　　　番茄　　　　　　　　胡蘿蔔

葡萄　　　　　　　　咖啡　　　　　　　　梨

馬鈴薯　　　　　　　蘋果　　　　　　　　奇異果

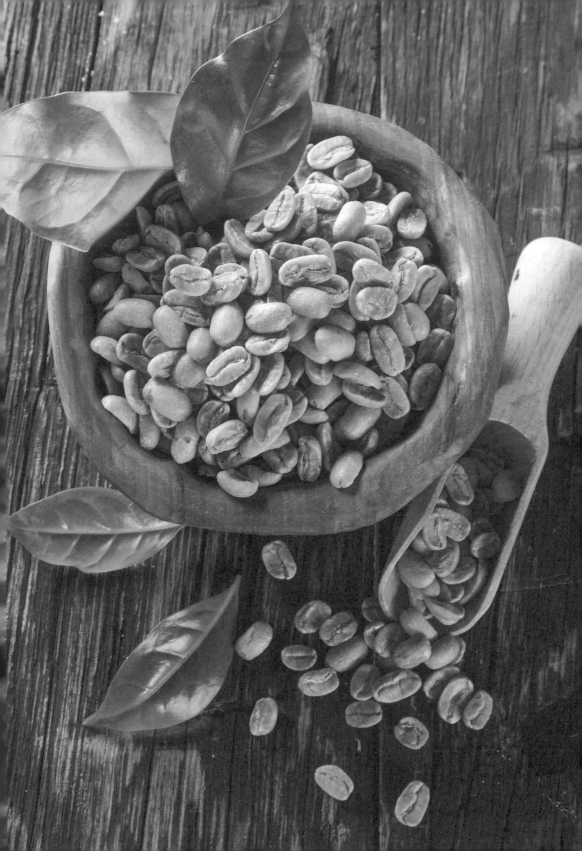

肆、

綠原酸的作用機制

綠原酸是從咖啡上所發現的多酚物質，它在咖啡果實中，扮演著保護防衛隊的角色，而當我們攝取至體內吸收時，也能扮演著健康尖兵的角色。

　　咖啡豆本身的綠原酸含量，會因品種、生長環境的不同，而有所差異。接下來我們將剖析綠原酸的內在結構。

一、綠原酸的合成機制

　　綠原酸（chlorogenic acid），是由咖啡酸（caffeic acid）與奎尼酸（quinic acid）形成的縮酚酸，是植物體在有氧呼吸過程中，經莽草酸途徑所產生的苯丙素類化合物。綠原酸廣泛存在於高等雙子葉植物和蕨類植物中。在忍冬科忍冬屬和菊科蒿屬中含量較高，具有廣泛的藥理作用。

　　然而綠原酸在植物中的合成過程比較複雜，首先以葡萄糖透過酶的催化轉化成莽草酸，而莽草酸經過酶促反應又轉化成苯丙氨酸，最後在合成酶的作用下，使咖啡酸與奎尼酸發生脫水縮合反應而生成綠原酸。

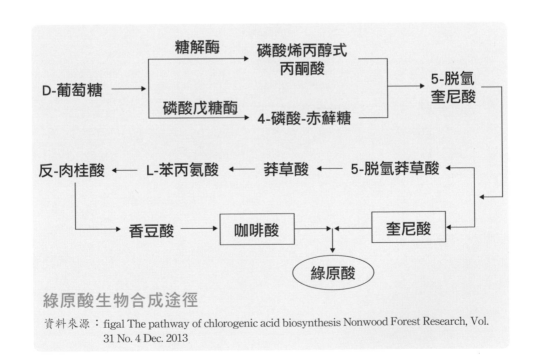

綠原酸生物合成途徑

資料來源：figal The pathway of chlorogenic acid biosynthesis Nonwood Forest Research, Vol. 31 No. 4 Dec. 2013

二、綠原酸的吸收機制

綠原酸是一種有機弱酸，主要是以分子形式存在，在低酸度的溶液中其電離過程會被抑制，口服不易吸收，但可以在腸道菌群的作用下引起部分水解，產生一系列的反應，形成小分子物質後被吸收進入血液發揮其藥理作用。

綠原酸在體內的代謝主要取決於腸道微生物的組成和活性，依次經過加氫、脫羥基及酯水解等作用分解還原，在不同個體中分解順序有所不同，但形成的代謝產物基本上是相同的。人體腸道不同部位對綠原酸的代謝也不同，因此使之分解的產物及對其吸收也有所差異。

綠原酸在人體消化器官方面的吸收，經研究顯示，綠原酸在胃、小腸、大腸均有吸收，其中，在胃和小腸中綠原酸以原型被吸收進入血液中。實驗將綠原酸給予胃結紮的大鼠，在其胃的靜脈和動脈中均可檢驗出綠原酸的原型，說明綠原酸在胃中以原型迅速吸收。[40]

綠原酸主要是透過抑制酶 α-葡糖苷酶，負責分解碳水化合物，特別是在葡萄糖的消化過程中能減少碳水化合物的攝取。[41,42]

減少碳水化合物的攝取是現代人的觀念，因為目前很多流行的減肥法，大多主張多吃脂肪或蛋白質，且相對地以減少碳水化合物的攝取來達到瘦身的目的，但是減少或完全不吃人體能量主要來源的碳水化合物，其實也會有些疑慮，因為身體缺乏能量，減肥就不會持久，所以目前最

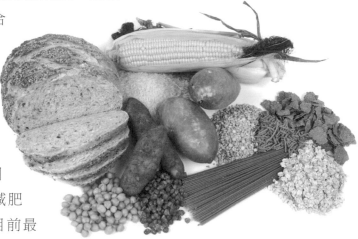

49

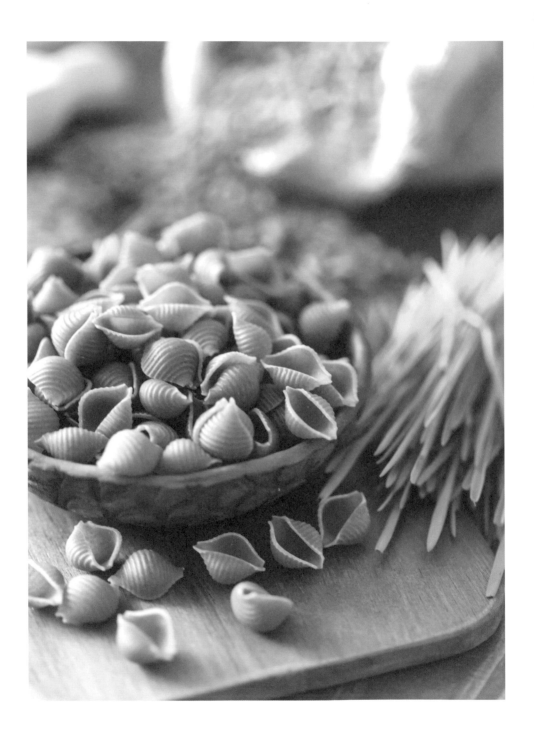

好的解決方法是多攝取低GI富含膳食纖維的食物，不只不會變胖而且能幫助消化，使減肥更有效率。

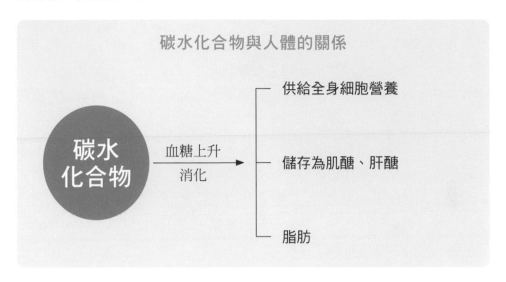

根據綠原酸的吸收機制，綠原酸可適度分解碳水化合物，尤其是在消化的過程中，所以攝取綠原酸可能是一項不錯的選擇，利用植物天然保護元素來增進我們身體的健康。

咖啡所帶給我們的好處，更與綠原酸有很大的關係，接下來我們將更詳細介紹人體消化器官是如何吸收綠原酸的……

1. 綠原酸在胃和小腸中的消化與吸收過程

人體的吃東西飲食進入胃和小腸，接著就是吸收食物的營養，這個分解的過程就是消化作用，意指將食物（大分子）分解成足夠小的水溶性分子（小分子），小分子溶解在血漿，讓身體能夠吸收利用的過程。而有些生物體會透過小腸吸收小分子，帶到血液系統中。

綠原酸的消化過程

消化作用是生物異化作用（分解代謝）的一環，主要分為兩個階段，首先藉由機械性的作用（機械消化，mechanical digestion）將食物碎裂成小裂片，其次是化學性的作用（化學消化，chemical digestion），經由酵素的催化，將大分子水解成小分子單體。而無法消化的殘渣則會透過大腸再排出體外。

大多數的食物所含的有機物中，包括蛋白質、脂肪和碳水化合物。由於這些大分子聚合物無法穿過細胞膜進入細胞內，而且動物需要用單體來合成自身身體所需的聚合物，因此動物需要藉由消化作用將食物中的大分子分解成單體。例如將蛋白質分解為胺基酸；將多醣及雙醣分解為單醣；將脂肪分解為甘油及脂肪酸等。

Stalmach等[43]研究表明，口服200mL（含綠原酸類物質385μmol）的即溶咖啡後，在迴腸液中檢測到71％的綠原酸類原型物質，和葡糖苷酸化或硫酸化的代謝物，這說明有29％的綠原酸類物質被小腸吸收，這與Olthof等[44]的研究，以口服1,000mg（2.8μmol）5-CQA後在迴腸液中檢測到67％ 5-CQA原型的結果一致。這兩個研究儘管口服綠原酸物質的量不同，但結果都是食物中約有1/3的綠原酸被小腸消化吸收進入血液循環中，而胃對這個作用機制可能也有些許的貢獻[45]。

血液中的綠原酸

綠原酸是否能夠被人體吸收進入血液非常重要，因為我們的血液裡除了有葡萄糖、胺基酸等各種營養素，以及紅血球、白血球之外，還有一些具有抗氧化能力的分子在裡面漂游，它們能保護血管壁或運行於血液中的各種分子、

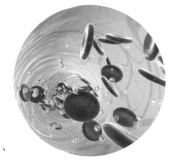

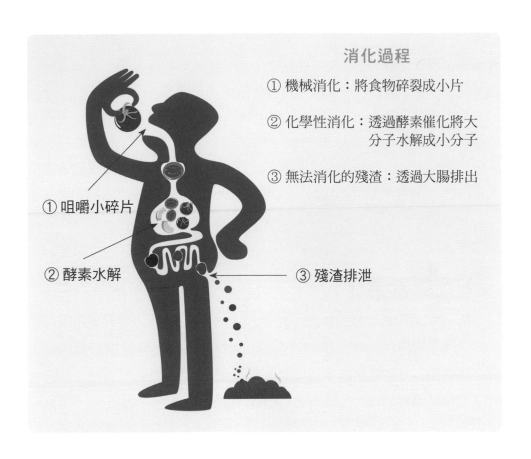

消化過程

① 機械消化：將食物碎裂成小片

② 化學性消化：透過酵素催化將大
分子水解成小分子

③ 無法消化的殘渣：透過大腸排出

① 咀嚼小碎片

② 酵素水解

③ 殘渣排泄

使血球不被過氧化而失去功能。而綠原酸這個天然多酚類物質也是強力抗氧化劑之一，除了能增強血液的抗氧化能力，也可節省其他抗氧化營養素的消耗。

腸道中的綠原酸

小腸中的糖苷酶和酯酶[46]可使綠原酸的酯鍵斷裂釋放奎尼酸和咖啡酸，而 β-葡糖苷酶能發揮水解作用，而且它就存在於腸道黏膜刷狀緣[47]。所以綠原酸分解之後的咖啡酸部分會被腸道吸收，而未被吸收的一部分會發生甲基化反應生成阿魏酸和異阿魏酸（此步既可在肝臟發生，也可由腸

道菌群作用完成[48]），咖啡酸和阿魏酸及異阿魏酸均可發生磺醯化和葡糖苷酸化反應[49, 50]。而在小腸的空腸段含有葡糖醛酸基轉移酶，使得綠原酸在小腸中大多（約96.5%）以葡糖苷酸化形式被吸收[51]。

　　綠原酸經胃進入小腸後，由於小腸中的酯酶活性低[52]，以及小腸中的酯酶水解羥基肉桂酸甲酯類化合物[53]，因此綠原酸多以原型存在，而且代謝物很少（＜1%）。在迴腸造口術自願者的實驗中發現約有1/3（29%）的綠原酸是從小腸被吸收進入血液中[54]，在迴腸造口術的大鼠實驗中也發現，約有1/3（33%）的綠原酸從小腸吸收進入血液循環[55]，結論即綠原酸在人與大鼠的小腸中被吸收的量相當。

發揮抗氧化作用

　　約有70%的綠原酸能夠進入盲腸[56]，但大部份的綠原酸會被腸道菌群代謝，而且在盲腸中可檢測到較多的咖啡酸。經人體實驗証實健康自願者口服咖啡，多數綠原酸類化合物的血藥濃度呈現雙峰，$Tmax_1$為0.5～1h，$Tmax_2$為1.5～4h，顯示綠原酸類化合物在小腸和大腸中均有被吸收[57, 58]，但對綠原酸的吸收存在於較大的個體差異，有的自願者主要吸收在小腸，有的則是在大腸，推測可能由於轉運時間、優勢吸收的部位、以及代謝情況的不同，導致了個體的差異。

　　可見綠原酸廣泛地被人體消化器官的各部位吸收，而且在漫長的消化過程中，綠原酸能充分地被人體吸收進入血液，並進一步發揮其抗氧化的功能。

　　綠原酸進入生物體後會發生廣泛的代謝，已有許多研究者透過體內外試驗，並結合排出體外的代謝產物，因此推測出綠原酸在體內的生物轉化。綠原酸在腸道和肝臟均有發生生物轉化。Keiko Azuma[59]比較了在大鼠灌胃與在腹腔注射綠原酸後血漿中的血藥濃度，結果灌胃給藥的大鼠血漿中未檢測到綠原酸的原型，而腹腔注射給藥的大鼠的血漿中綠原酸原型

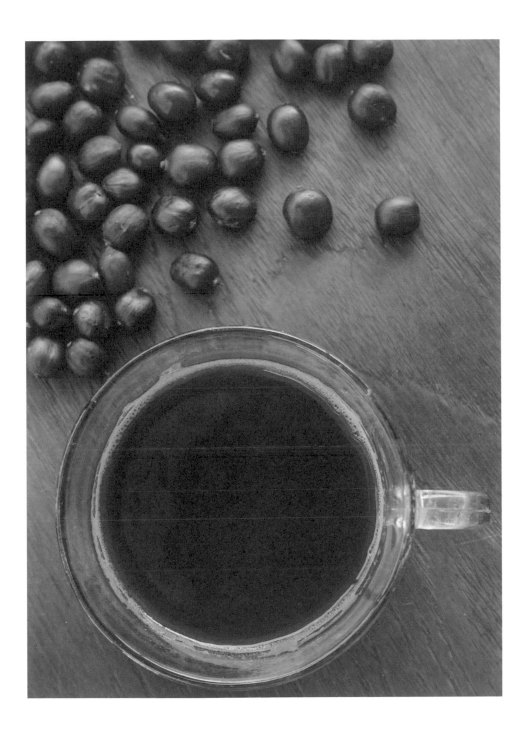

濃度高，而且可以看到少量代謝物，由此說明腸道是綠原酸代謝的主要部位。

在腸道的代謝方面，腸黏膜的酯酶和腸道菌群均具有水解作用，為了搞清楚綠原酸在腸道中的水解途徑，Geoff[60]等將人的小腸上皮組織以及糞便的提取物在體外與綠原酸同時培養，結果在糞便裡檢測到咖啡酸，但在小腸的上皮組織未檢出，而且綠原酸是以原型存在。另一項實驗Goodwin比較了大鼠腸道中的微生物對綠原酸代謝的影響，結果在無菌大鼠給藥後，綠原酸以原型存在；而普通大鼠給藥後，很快就能檢測到咖啡酸。而將抗生素與綠原酸聯合給於大鼠後，綠原酸的代謝減少，以上，體內外實驗皆表明腸道菌群是造成綠原酸水解的主要因素，綠原酸被酯酸水解為咖啡酸和奎尼酸，咖啡酸和奎尼酸隨之發生進一步代謝。

咖啡酸和奎尼酸這兩個綠原酸的衍生物也是抗氧化物的一種，也是我們平常攝取咖啡獲得植物多酚抗氧化物的目的，無論綠原酸是維持原型，或是分解還原成咖啡酸和奎尼酸，其對身體都是有健康助益的。

2.大腸對綠原酸的吸收代謝作用

大腸是消化系統的最後一個階段，其作用是從腸道內剩餘可以消化的物質中吸取水分與電解質，並將剩餘無用的部分形成糞便暫時存放，最終排出體外。食物在大腸中大約需要16小時才會被消化完成，這個消化過程會把食物中的水分以及剩餘可吸收的所有營養物質全部吸收，然後將殘渣透

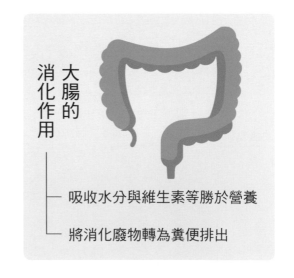

大腸的消化作用

- 吸收水分與維生素等勝於營養
- 將消化廢物轉為糞便排出

過腸道運動送到直腸並且排出。而結腸主要在吸收大腸桿菌所產生的維生素，如維生素K、維生素B12、硫胺素和核黃素。

尤其結腸是腸道中菌群最多的部位，腸道菌群能轉化植物化學成分，比如水解苷類、葡萄糖苷酸類、硫酸鹽、氨基酸和酯類；它還可以實現還原、環裂解、脫甲基和脫羥基反應；最後使之產生與原型化合物生物活性不同的代謝物[61]。綠原酸經口服後約有70％會透過胃、小腸到達大腸[62, 63, 64]，但結腸才是綠原酸其代謝和吸收作用的關鍵所在[65]。

代謝途徑

大腸對5-CQA（neochlorogenic acid）主要有以下幾種代謝途徑：

編注：Neochlorogenic-acid 新綠原酸或5-咖啡醯奎尼酸是一種天然多酚化合物，存在於某些乾果和各種植物如桃子等。是綠原酸的異構體，也是咖啡醯奎尼酸類分子的成員。

(1) 在大腸裡水解成咖啡酸、奎尼酸

進入大腸的5-CQA在微生物如大腸桿菌、雙歧桿菌和加氏乳桿菌產生的酯酶的作用下，不止會發生水解形成咖啡酸和奎尼酸[66]，還會產生酯基位置異構形成3-咖啡醯奎尼酸（3-CQA）和4-咖啡醯奎尼酸（4-CQA）[67, 68]。

(2) 未於腸道分解

那些在腸道內沒有被分解還原的咖啡酸[69]，也沒有被腸道吸收的部分便會發生甲基化生成阿魏酸和異阿魏酸。因此咖啡酸可經腸道微生物作用脫羥基形成香豆酸[70, 71]，也可經還原酶（RA）發生氫化作用生成二氫咖啡酸[72]。而二氫咖啡酸會發生C-4位脫羥基作用，

生成3-（3'-羥苯基）丙酸，或經輔酶A（CoA）介導脫去一個亞甲基形成3,4-二羥基苯乙酸。且因3,4-二羥基苯乙酸會迅速脫亞甲基轉化為3,4-二羥基苯甲酸，所以，一般無法檢測到；而且它還可以脫C-4位羥基形成3-羥基苯乙酸。隨後3,4-二羥基苯甲酸也會脫羧轉化為兒茶素，脫C-4位羥基形成3-羥基苯甲酸。而3-（3'-羥苯基）丙酸也可以脫一個亞甲基形成3-羥基苯乙酸，進一步脫去亞甲基生成微量的3-羥基苯甲酸[73]。

總之，咖啡酸在腸道內雖未被分解還原，卻也可因微生物作用與還原酶引發氫化作用而有一連串的改變。

(3) 甲基化反應

5-CQA（新綠原酸）可以經體內的兒茶酚-O-甲基轉移酶（COMT）作用，而產生甲基化反應形成5-阿魏醯奎尼酸（5-FQA），進而分解還原生成阿魏酸和奎尼酸。阿魏酸氫化還原形成3-（3'-甲氧基-4'-羥苯基）丙酸，之後脫甲氧基形成3-（4'-羥苯基）丙酸[74]。3-（4'-羥苯基）丙酸一次脫亞甲基可形成4-羥基苯乙酸，再次脫去一個亞甲基，則可得到微量的4-羥基苯甲酸[75]。

(4) 芳構化反應

5-CQA和5-FQA水解形成的奎尼酸在腸道菌群作用下，會發生芳構化反應形成苯甲酸[76]，這個步驟是形成苯甲酸的主要動作：3-（4'-羥苯基）丙酸和3-（3'-羥苯基）丙酸會繼續脫羥基均得到3-苯基丙酸，而此產物又會脫去一個碳形成3-苯乙酸，並進一步脫亞甲基形成苯甲酸[77]。

而苯甲酸可以在我們人體肝臟和腎臟內與甘氨酸結合形成馬尿酸，但如果以注射方式給予或在腸道菌群受抑制的狀態下，則不

會發生這類細菌芳構化的反應[78]，因為這是形成馬尿酸的主要途徑，而其他的代謝物則來源於咖啡酸的細菌還原化反應[79,80]。

綠原酸在經過大腸吸收代謝後，所產生的苯甲酸和香豆酸都對身體有益處。苯甲酸又稱為安息香酸，有抑制真菌、細菌、黴菌產生的作用。而香豆酸則具有抗氧化活性，因為它可以形成共振穩定的酚自由基，對過氧化氫、超氧自由基、氫自由基、過氧化亞硝基等，有強烈的清除作用；香豆酸也具有抗菌活性，以及具有抗突變活性，在大腸這個充滿代謝與排泄物病菌眾多的污穢環境下，綠原酸不啻為一個有力的抗氧化武器。

3. 綠原酸的藥理動力學

在人類和動物兩者不同的實驗模型中，綠原酸以及其代謝物在血液循環中是顯著的。尤其在經常食用綠原酸，咖啡或生咖啡提取物後的體循環中檢驗發現，主要的綠原酸代謝物是阿魏酸，異阿魏酸（isoferulic）和咖啡酸。透過血漿中5-CQA，4-CQA和3-CQA形式的高效液相色譜法的測量，在飲料和食品中攝入的綠原酸，有1/3在生理上會被小腸吸收，而剩餘的2/3會透過大腸吸收。其中酚酸會被胃腸道的微生物進一步代謝，然後在小腸被吸收。而小腸是從阿魏酸奎尼酸（feruloyl quinic acid FQA）和CQA裂解奎尼酸，然後透過生物化學方式產生阿魏酸和咖啡酸（caffeic acid CA）的釋放，接著在咖啡酸和阿魏酸轉化成二氫呋喃酸的過程中，在結腸被吸收。

筆者根據Naveed（2018）[81]的研究，將綠原酸作用的藥理動力學，以及其對保健的作用整理如下。

活性膳食多酚：抗氧化保健康

綠原酸（CGA，3-CQA）是咖啡醯奎寧酸異構體（3-，4和5-CQA）

中最豐富的異構體，根據IUPAC的指導目前稱為5-CQA（新綠原酸）。它是酚酸化合物中最常用的酸之一，可以天然存在於生咖啡提取物和茶葉中。綠原酸是一種生物活性膳食多酚，具有多種治療作用，如抗氧化活性，抗菌，保肝，心臟保護，抗炎，解熱，神經保護，抗肥胖，抗病毒，抗微生物，抗高血壓，可以清除自由基和作為中樞神經系統（central nervous system CNS）的刺激物。

此外，綠原酸可調節遺傳和健康代謝相關的病症，如脂質代謝和葡萄糖，因此也有助於治療許多疾病，如肝臟脂肪變性、心血管疾病、糖尿病和肥胖症。而且這種酚酸（CGA）透過保護動物免受化學或脂多糖誘導的傷害，進而產生保護肝臟的效果。

綠原酸能經由胺基酸，葡萄糖和脂肪酸（FA）等營養素代謝的改變，達到降膽固醇的作用。因此，綠原酸可以實際作成天然食品添加劑，用來代替合成抗生素，從而減少藥用的成本。

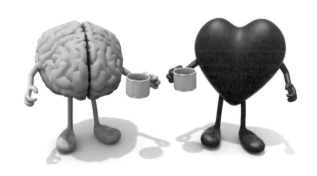

過多過少都不好

針對綠原酸的藥理學Maalik（2016）[82]等有些看法，筆者將之整理如下：

綠原酸（1S，3R，4R，5R）-3 - {[（2Z）-3-（3,4-二 苯基）丙-2-烯醯]氧基} -1,4,5-三羥基環己烷羧酸，是一種天然存在的多酚，主要存在於蔬菜和水果中。綠原酸是中藥藥理成份的一種重要的化合物，以抗氧化，抗菌，抗發炎和保肝等各種藥理活性而聞名。但有文獻揭示綠原酸的生物學應用，在高劑量綠原酸給藥的情況下，被報導出有一些不良的反應，例如它作為抗炎劑的作用，是事先被建立的，而且同時它也可能引起發炎的現象，因此在表現上，如一把雙刃劍。然而綠原酸在中草藥注射劑和藥物中的含量很高，所以，在使用處方上，需仔細選擇適當的劑量，以避免對身體造成負擔。

綠原酸代謝後比例值少

綠原酸的代謝物在人體血漿和尿液中主要是以磺醯化和葡萄糖苷酸化的形式存在。其中阿魏酸、二氫阿魏酸、磺醯化的咖啡酸以及二氫咖啡酸都存在於血漿和尿液中，而阿魏醯甘氨酸和葡萄糖苷酸化的咖啡酸雖然可以在尿液中檢測到，但在血漿中則檢測不到[83, 84]。人體口服綠原酸後，在血漿中能檢測到3-CQA、4-CQA、5-CQA和其他原型物質，以及少量的咖啡酸，而且在某些機體中還會出現4-阿魏醯奎尼酸和5-FQA。由此可知，綠原酸原型主要分佈於血漿中[85]。也有文獻指出，口服給藥後，血漿中主要存在有咖啡酸等綠原酸的代謝物和極少原型化合物[86]，而且少量綠原酸原型及其代謝物都可以由腎臟排泄。

此外，在以綠原酸作為主要多酚的咖啡和紅茶的使用者中，亦曾報導有血漿高胱氨酸水平的增加，這種增加的水平被認為是各種心血管疾病的風險因素，因此，仔細研究調查對人類有用的綠原酸量是必須的。

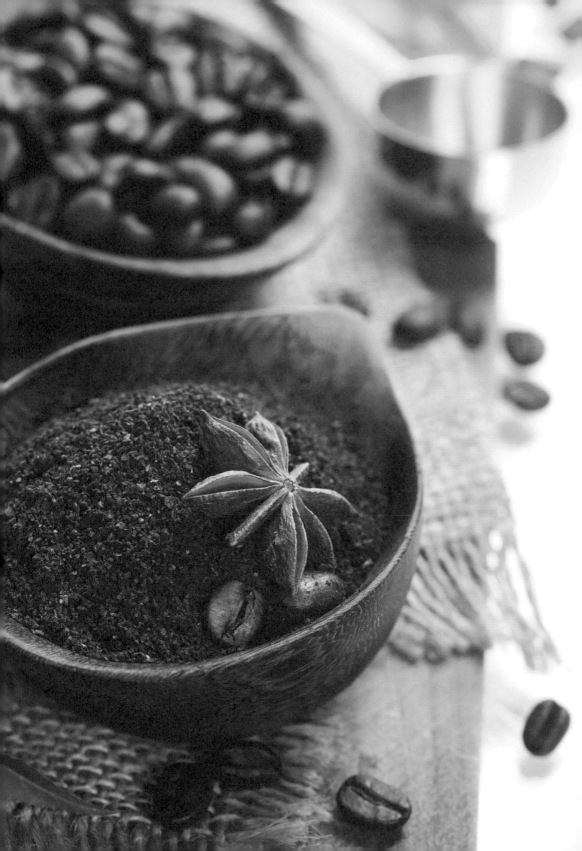

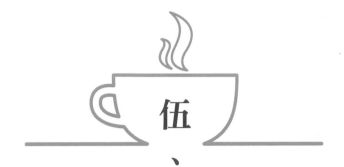

綠原酸的研究與健康功效

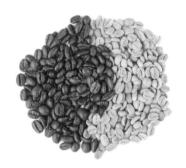

綠原酸又稱咖啡多酚，一種天然化合物，更為抗氧化劑，可於餐後減緩葡萄糖進入血液的過程，改善消化機能，減少體脂肪等各種好處。

　　早期飲用咖啡，是用生豆煎煮出來的汁液，飲用後發現會使人精神集中、皮膚病獲得改善，因此成為醫生治病的用藥。在原產地衣索匹亞人把它當作胃藥使用；而回教僧侶將它視為提神藥物；在英國醫生則利用咖啡做為戒酒處方；近世紀醫療界更將咖啡因用於治療氣喘、憂鬱症等。

綠原酸的崛起

　　近十幾年來，專家學者們開始大量出現咖啡對健康的研究，剛開始是大量研究咖啡因的各種作用機制和健康方面的效應，後來，從2011年開始，陸陸續續出現多酚家族中的閃亮明星「綠原酸」的實驗研究，由於歐美日等多個國家逐漸重視綠原酸的作用，因此就有「綠咖啡」green coffee產品的出現，而在保健、瘦身、美容等產品中加入綠原酸的成份，以促進身體健康。

　　綠原酸廣泛地分佈於各種植物中，已經過學者研究證實，是我們飲食中最主要的一種「多酚」來源，它具有許多促進健康的特性，同時，研究也發現，綠原酸具有抗氧化[87]、抗炎[88]、抗癌[89.90.91.92.93]、抗血脂[94]、抗糖尿病[95]、降壓[96]、抗神經組織[97.98.99]等功能。

　　綠原酸的抗氧化能力遠比咖啡酸、對羥苯酸、阿魏酸、丁香酸、丁基羥基茴香醚（BHA）和生育酚強。綠原酸之所以有抗氧化作用，是因為它含有一定量的R-OH基，能形成具有抗氧化作用的氫自由基，以消除羥基自由基和超氧陰離子等自由基的活性，從而保護人體組織免受氧化作用的損害。

　　針對蛋白質消化與自由基活性清除方面，Jiang（2018）[100]等研究了乳清蛋白分離物（WPI）和酪蛋白（CS）與綠原酸相互作用後，對蛋白質結構和功能的影響。發現綠原酸誘導顯著的結構變化，能增加消化率，同時改善CS和WPI的功能。這項實驗更顯示使用240μmol／g的綠原酸，使

CS和WPI中的表面疏水性下降了16.6％和22.4％。證據表明綠原酸透過非共價的相互作用，與乳蛋白（CS和WPI）相互作用形成了複合物，其中蛋白質則有部分呈現未折疊的結構和更大的表面疏水性。這種蛋白質-多酚結合物和結構變化導致CS和WPI的溶解度，起泡能力和泡沫定性有顯著的提高。並在模擬的胃腸消化實驗中進一步的證明，綠原酸能促進兩種乳蛋白的消化，形成小的胜肽，而且能夠與綠原酸協同清除自由基。

清除自由基

　　是否能夠清除自由基對身體极為重要，也是保持年輕的必要手段。我們知道，當體內的氧分子一旦形成就會在體內與各種物質產生反應，雖然大部份的情況是好的現象，例如氧分子會在細胞的粒腺體中，和脂肪、醣類結合然後激發出能量，供給我們每日所需的動能。但在產生能量的過程中有少部份的氧會形成一種惡劣的型態，就是自由基（一氫一氧結合之自由基），它是一種氧化劑，會結合細胞膜、蛋白質、DNA，以及其他使身體正常運作的細胞構造，並加以破壞。長期下來會不斷地破壞正常的路徑，累積造就出一個較老、較脆弱的身體。而綠原酸具有能夠有清除自由基的作用，所以經常攝取就可以有延緩老化的健康功能。

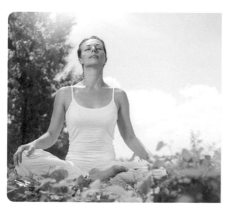

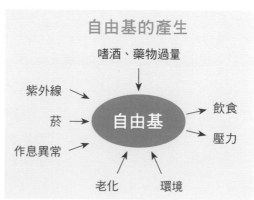

自由基的產生

嗜酒、藥物過量

紫外線　　菸　　作息異常　→　自由基　→　飲食　壓力

老化　　環境

綠原酸對人體功能的研究

整體而言，綠原酸有很多的健康效益，茲先整理綠原酸以下的工作機制，詳細的健康功能與實驗研究後面再述。

◆ **具有抑制11-β HSD1，避免因製造激素的酶而引起高血壓。**[101]

11-β HSD是調節局部組織糖皮質激素濃度的關鍵酶，最近幾年發現，11-β HSD1表達和活性改變與第2型糖尿病的發生有密切相關。因此，阻斷11-β HSD1的作用被認為是治療第2型糖尿病（尤其是合併多種代謝異常）最有前景的手段之一。

◆ **能激活GABAa受體，並結合苯二氮䓬類而降低焦慮感。**[102]

一旦苯二氮䓬類與之靶點結合，可使GABAa受體固定於一種對GABA產生高親和性的構型，該構型會增加氯離子通道開放頻率並以此讓細胞膜超極化，加強了GABA對神經系統的抑制效應並引起鎮靜及抗焦慮效應。

◆ **能增加胰高血糖素樣肽-1（GLP-1），增加血中胰島素並降低葡萄糖。**[103]

胰高血糖素樣肽-1（GLP-1）是一種主要由腸道L細胞所產生的激素，屬於一種腸促胰島素（incretin）。其生理作用包括：

　　　　· 促進胰臟胰島β-細胞的胰島素分泌
　　　　· 抑制胰臟胰島α-細胞的胰高血糖素分泌
　　　　· 抑制胃動力，使胃排空延遲
　　　　· 透過中樞神經系統，GLP-1可以抑制食慾

GLP-1的特殊生理作用對糖尿病的治療非常有幫助，是目前在糖尿病學裡最熱門的研究對象。

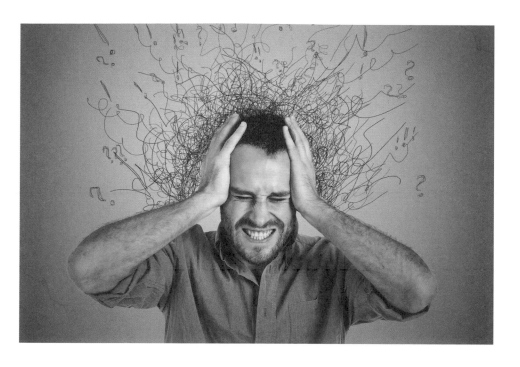

胰臟工作

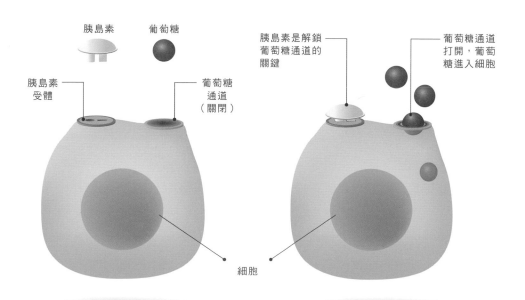

胰島素　　葡萄糖

胰島素是解鎖
葡萄糖通道的
關鍵

葡萄糖通道
打開，葡萄
糖進入細胞

胰島素
受體

葡萄糖
通道
（關閉）

細胞

◆ **可增加過氧化物酶體增殖物激活受體-α（PPAR-α），提升身體產熱而減少身體脂肪。**[104]

過氧化物酶體增殖物活化受體或稱之為脂小體增生活化受體（Peroxisome proliferator-activated receptor，PPAR）在分子生物學的領域裡，是一組核受體蛋白，具有轉錄因子的功能，以調控基因表達。這組核受體蛋白對高等生物的細胞分化、發育與新陳代謝（碳水化合物、脂質、蛋白質）及癌變的發生有關鍵性的作用，能控制環境與飲食的刺激。其中受體α主要參與肝細胞的氧化過程。受體δ則是參與脂肪細胞的分解過程，而且受體γ與脂肪細胞的生成過程有關，這兩個受體被認為與肥胖成因有關。

◆ **能降低三酸甘油酯、低密度膽固醇和極低密度脂蛋白（VLDL）。**[105]

三酸甘油酯（triglyceride, TG, triacylglycerol, TAG, or triacylglyceride），亦作甘油三酸酯，常稱之為油脂，為動物性油脂與植物性油脂的主要成分，是一種由一個甘油分子和三個脂肪酸分子組成的酯類有機化合物，可以透過日常飲食攝取。

膽固醇的分類，大致可分為低密度脂蛋白膽固醇（LDL-C）及高密度脂蛋白膽固醇（HDL-C）兩種。低密度脂蛋白膽固醇一般視為不好的膽固醇，因為它會附著在血管壁上，過量時便會導致動脈硬化的產生。相反地，高密度脂蛋白膽固醇是好的膽固醇，因為它會將膽固醇從週邊組織運送到肝臟代謝儲存。因此，低密度脂蛋白膽固醇值越高，則容易導致動脈硬化；而高密度脂蛋白膽固醇若越高，則對動脈血管具有保護作用。

極低密度脂蛋白（Very Low Density Lipoprotein；VLDL）主要成分為三酸甘油脂，主要於肝臟或小腸內合成。若食入大量的脂肪或醣類，則會增加極低密度脂蛋白的合成。低密度脂蛋白（Low Density Lipoprotein；LDL）其主要的作用是將膽固醇由肝臟帶到週邊組織。若血

液中的低密度脂蛋白過高，容易造成人體冠狀動脈硬化及心臟疾病，所以又稱為「壞的膽固醇」。

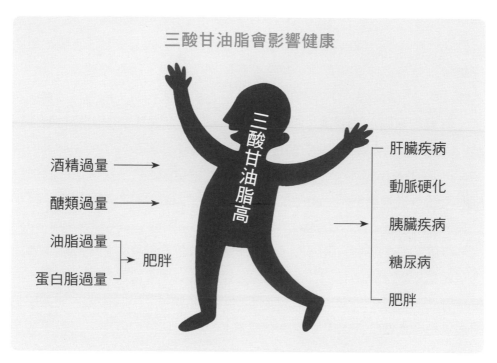

◆ 能防止脂肪的吸收，並增加 β -氧化功能而使脂肪分解。[106]

β -氧化指的是脂肪酸氧化分解，最終產生乙醯輔酶A（Acetyl-CoA）和酮體的過程。

如同和脂肪酸合成一樣，脂肪酸的分解也是逐步進行的。脂肪酸首先會變成Acyl-CoA的活化形式。接下來的反應有下列4個步驟：

① 醯基輔酶A進行脫氫（產物：烯醇基輔酶A）

② 加水（產物：β -羥醯基輔酶A）

③ 再脫氫（產物：β -酮醯基輔酶A）

④ 硫解（英文：Thiolysis）獲得乙醯輔酶A以及縮短的Acyl-CoA。

　　β–碳原子分別在第②跟第④步驟反應中被氧化為羥基，以及再進一步成為酮基。脫下的氫離子和電子會被$FADH_2$和$NADH+H^+$帶到電子傳遞鏈產生能量。每進行一次β–氧化，就會有一個乙醯輔酶A斷裂離開，脂肪酸分子便脫下了兩個碳原子。而這個過程會不斷地重複直到脂肪酸被徹底分解。

◆ 能抑制HMG輔酶A（HMG-CoA），它是負責生產膽固醇和他汀類藥物（statin drugs）的主要物質。[107]

　　只要抑制HMG-CoA，便可抑制肝臟的膽固醇合成，並增加肝臟細胞LDL-受體的數量與活性，有效的降低血漿總膽固醇及LDL-C的濃度，因此對降低冠狀心血管疾病的發生率以及死亡率有正面的評價。

　　相對地，在咖啡的研究方面也顯示這樣的結果，或許是因為咖啡裡面含有大量綠原酸的關係。2012年5月，世界最高權威醫學期刊《新英格蘭醫學雜誌》報導了一份美國國家衛生研究所和美國退休人協會（AARP）的長期聯合實驗調查結果，該研究花了十二至十三年的時間，對四十萬名50至71歲族群的咖啡飲用情況與健康情況進行調查[108]。

　　結果發現，一天喝2-3杯咖啡的人，男性死亡的機率少了10％，女性則降低了13％；而每天喝4或5杯的女性，死亡機率更是降低16％，男性降低了12％。就算每天只喝一杯咖啡也能降低死亡機率，男性降低了6％，女性則降低5％。

　　咖啡的延壽效益，使人們因疾病而死亡的機率降低：男性在糖尿病死亡率減少了25％，女性則少了23％；男性死於心臟病的機率降低14％，女性少了15％。

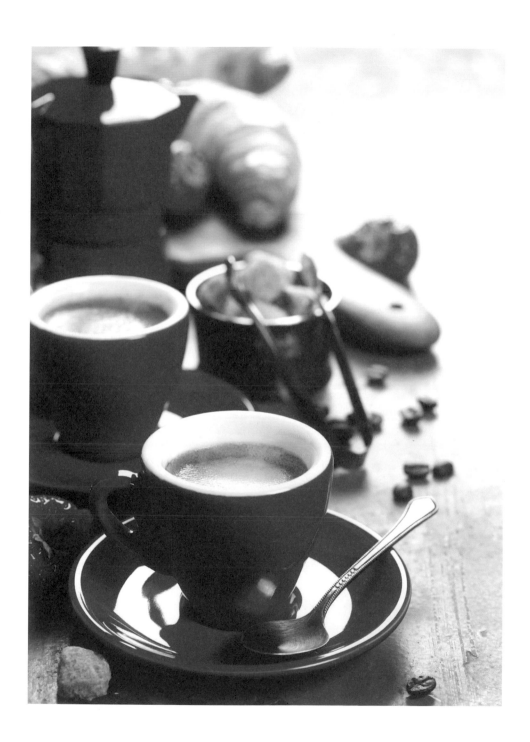

◆ 能抑制乙醯膽鹼酯酶（acetylcholinesterase），從而提高認知和記憶力。[109]

乙醯膽鹼酯酶，簡稱AchE，是生物神經傳導中的一種關鍵性的酶，在膽鹼能突觸間，該酶能降解乙醯膽鹼，終止神經遞質對突觸後膜的興奮作用，保證神經信號在生物體內的正常傳遞，具有羧肽酶和氨肽酶的活性。而且乙醯膽鹼酯酶也參與細胞的發育和成熟，能促進神經元的發育和神經的再生。

綠原酸的八大生理功效

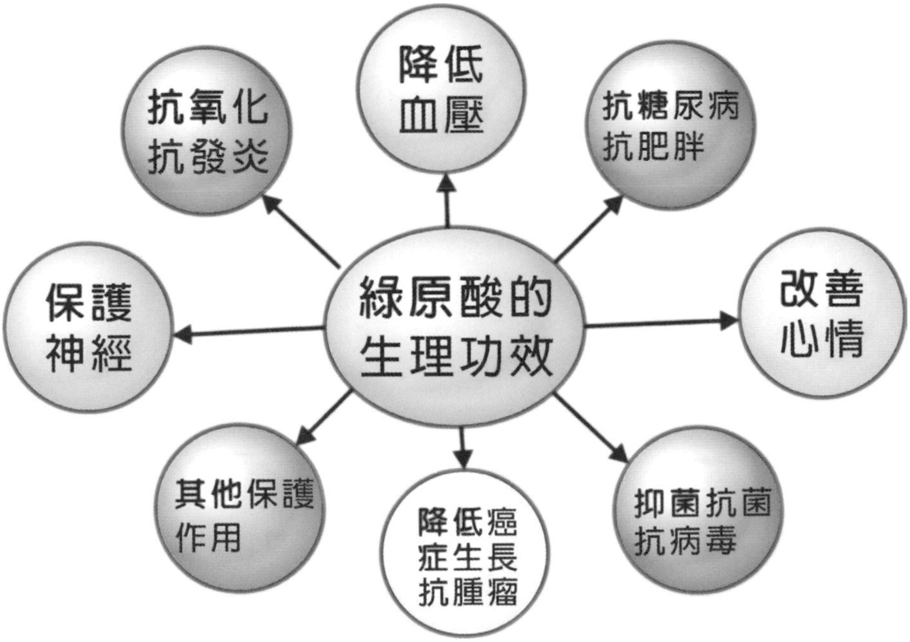

抗氧化
抗發炎

降低
血壓

抗糖尿病
抗肥胖

保護
神經

綠原酸的
生理功效

改善
心情

其他保護
作用

降低癌
症生長
抗腫瘤

抑菌抗菌
抗病毒

綠原酸對人體的健康效益

接下來綠原酸對人體的八大效益。

簡單來說，綠原酸除了會影響口感之外，更是一種抗氧化物，能緩和細胞發炎的狀況，並且保護人體細胞不受有害物質的攻擊，因此具有抗老化與抗疾病的功能。

綠原酸能降低血壓

所謂的血壓就是血液從心臟送出時在動脈血管內所產生的壓力，心臟收縮時所產生的壓力叫收縮壓，心臟舒張時所產生的壓力叫舒張壓。測量血壓的單位叫毫米水銀（mmHg），根據2017年美國心臟協會高血壓治療指引對血壓的定義，120（收縮壓）/80（舒張壓）mmHg以下為正常血壓，120-129（收縮壓）/80（舒張壓）mmHg為邊境高血壓，以上的高血壓，這是指靜止狀態所測得的血壓指數。附圖為血壓評量標準參考。

血壓分級		收縮壓	舒張壓
正常		< 120mmHg	< 80mmHg
一般血壓升高		120-129mmHg	< 80mmHg
高血壓	一級	130-139mmHg	80-89mmHg
	二級	≧ 140mmHg	≧ 90mmHg

血壓是身體的狀態

血壓過高不是疾病，而是一種狀態。由於血壓一般是受大腦控制，因此會隨著情緒和身體活動的變化而改變，例如喜怒哀樂或寒冷時，血壓會

受到交感神經的影響而上升。所以，不能只測量一次血壓，應該在不同的場合，至少測量三次血壓，才能斷定是否患有高血壓。

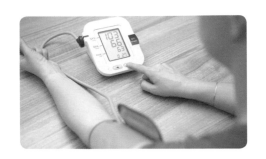

沉默的高血壓

高血壓初期通常沒有明顯症狀，也沒有任何不適的感覺，大多數高血壓患者都是經過醫師測量血壓後才知道自己患有高血壓。其與國人十大死因中的腦血管疾病（第二名）、心臟病（第三名）及腎臟病（排名六至八名）有密切相關。在臨床上的症狀表現，通常是因為高血壓已持續好一段時間，傷害到心血管系統而引發，可能的病徵有疲乏、頸部痠痛、頭昏、頭痛、失眠以及心悸等。

高血壓也會加速血管硬化，其所造成的併發症經常是致命性或是變成長期的慢性症狀造成其他器官異常，如心臟病、腦中風、視網膜病變及腎臟疾病等，因而嚴重影響個人健康，甚至無法工作，以及生活品質惡化。所以高血壓患者若合併高膽固醇或高血脂症，其發生心血管疾病的危險機率會增加一倍，如果再加上有吸菸習慣，其致病率將會更高。

咖啡影響高血壓

在咖啡與心血管疾病的研究方面，2013年3月，美國加州Kaiser Permanente研究所，在美國心臟協會成立五十年屆年會議上報告了他們對13萬人群的研究調查。該研究負責人Arthur Klatsky說，他們隨機訪問了130,054位男女性，結果發現，每天喝四杯或更多咖啡的人，其因為心臟節律紊亂而住院治療的風險降低了18％，而每天喝一至三杯咖啡的人風險降低7％。

高血壓影響器官健康

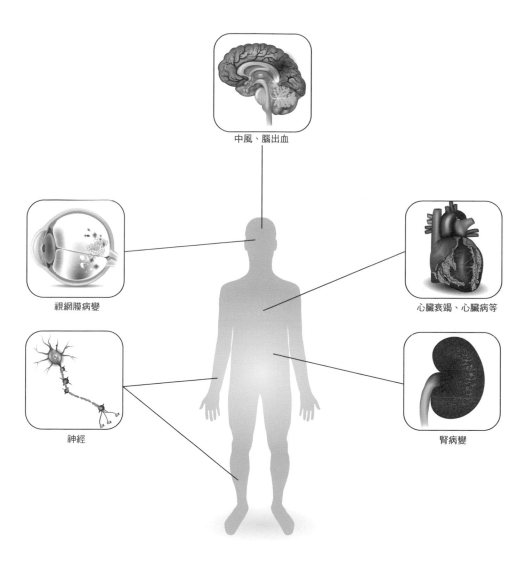

中風、腦出血

視網膜病變

心臟衰竭、心臟病等

神經

腎病變

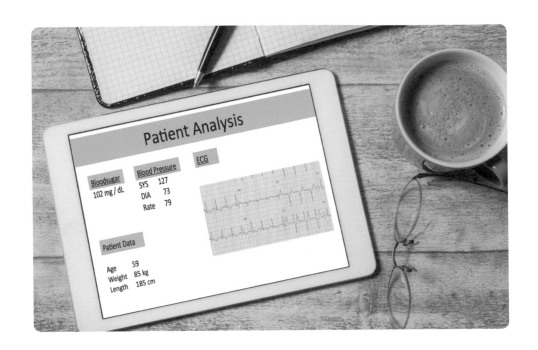

2013年9月，美國密蘇里州堪薩斯城大學的研究人員Okeefe等在《美國心血管大學雜誌》發表了他們對兩萬人的調查，發現適量飲用咖啡可以顯著降低心血管疾病的全因死亡率（All cause mortality）和心臟病死亡率（Heart disease mortality）。如果每天飲用六杯以上的咖啡，可以降低心臟病死亡率高達50％。[110]

然而，適度地協助自己降血壓，如經常服用可以降血壓的保健食品，隨時保健身體仍是避免心血管疾病的首要關鍵。

Onakpoya（2015）[111]等表示，從各種發表的隨機臨床試驗（randomized clinical trials RCTs）的證據說明，攝取綠原酸能使血管收縮壓和舒張壓產生顯著的降低。從統計學上來看綠原酸的效果似乎很明確，但臨床上的相關性尚不確定，因為臨床試驗不多，而且它們的設計和方法各不相同，大都侷限於亞洲人口。因此，他們覺得有必要進行大型獨立試驗，來評估綠原酸對血壓的影響。

Loader（2017）等也表示咖啡的消費與許多健康益處有關，包括降低心血管疾病的風險。因為高血壓是導致心血管問題事件的重要危險因素，而咖啡有助於降低人體血壓（blood pressure BP），這可能要歸因於其多酚化合物綠原酸的效益。

加拿大人的高血壓發病率高，因此需要採取新的有效策略來降低血壓，而飲食控制是可行的策略之一，但需要告知患者哪些食物對於調節血壓最有效。為了指導健康飲食，加拿大衛生部允許在提供健康益處的食品標籤上標示健康聲明且額外的提供有關綠原酸的健康背景信息，並在加拿大衛生部健康聲明框架的背景下，檢查有關使用綠原酸進行血壓調節的證據，目前血壓監管只是一項健康聲明。

總體言之，有關綠原酸和降低血壓的證據，在細胞培養和動物研究中很是有吸引力的，但在人體臨床試驗上還存有很大的希望。有鑑於缺乏加拿大或類似受試者的綠原酸和血壓降低的證據，以及綠原酸能降低血壓，但沒有明確的有效劑量或治療的持續時間，因此，筆者認為目前在加拿大從綠原酸咖啡到調節血壓方面，不應該有健康聲明。

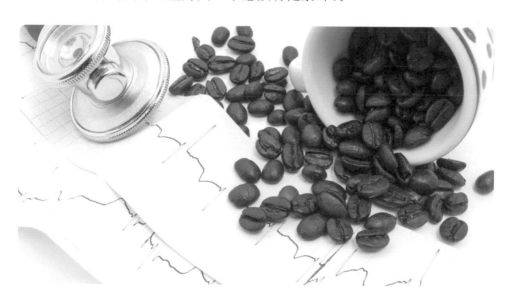

綠原酸改善一氧化氮於人體的利用度

綠原酸可透過活性氧（reactive oxygen species ROS）抑制提高一氧化氮（nitric oxide NO）生物利用度，來改善內皮功能的潛力，這在未來臨床試驗上是很值得注意的研究領域。內皮功能障礙會發生在高血壓的血管中，因此綠原酸可以透過它的作用機制改善血壓。此外，這種內皮功能障礙可以預示高血壓的發展，因此可以綠原酸補充作為預防性的策略。但目前尚未針對使用綠原酸的人，其高血壓的預防試驗，在加拿大也只有一項健康聲明是關於促進血壓維持的食物。只是高血壓影響了近四分之一的加拿大成年人，並增加了心血管疾病的風險，所以未來的工作需要預防高血壓，並確定新的飲食策略，以幫助減少加拿大和其他地區的高血壓人群的血壓。

Zhao（2011）[112]等研究也說明，綠原酸（CGA）是在某些食品和飲料中發現它的有效抗氧化劑，尤其在咖啡中含量最高。近年來在基礎和臨床研究發表中皆有說明，綠原酸的攝入具有抗高血壓的作用。綠原酸的代謝物能減弱氧化應激（活性氧物質），透過改善動脈血管系統中的內皮功能，以及一氧化氮生物的利用度，獲得血壓降低的益處。而在用於管理

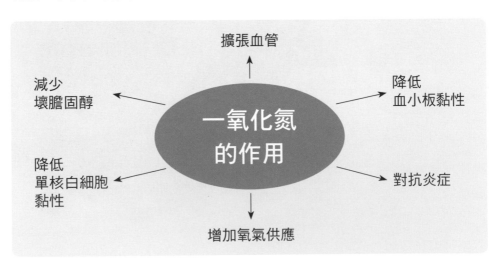

減少
壞膽固醇

降低
單核白細胞
黏性

擴張血管

一氧化氮
的作用

降低
血小板黏性

對抗炎症

增加氧氣供應

心血管危險因素的生活方式改變的框架中，綠原酸的飲食消費有可能被提供，使用於預防和治療高血壓的非藥理學的方法。

關於上述綠原酸可以改善一氧化氮生物的利用度，是件相當重要的好處，自1998年獲得諾貝爾醫學獎傅齊高（Robert F. Furchgott）、伊格納洛（Louis J. Ignarro）和穆拉德（Ferid Murad）發現一氧化氮對人體的機制後，從此一氧化氮一躍成為健康新星。

一氧化氮於人體的運用

一氧化氮傳導信息的功能和作用機制，會隨其製造出來的地方而有不同的功能。其功能主要有三種：

(1) 神經傳導因子

在神經突觸則是當作神經傳導因子，和腦部學習及記憶有關

(2) 降血壓

在血管內皮是使血管的半滑肌細胞放鬆而擴張血管，因而可以降低血壓

(3) 殺死壞細胞

在巨噬細胞則可以損壞腫瘤細胞，並將其殺死或停止其繁殖。

所以，一氧化氮可以舒張血管的平滑肌、具有降低血壓的作用、可增進血流量、擴張血管、增加氧氣的供應、預防血拴的形成等，具有保護心臟功能，而且能協助殺死細菌、病毒、寄生蟲等感染，促進神經細胞之間的溝通、擴張血管並增加骨骼肌養分與氧氣的供給量，以及具有抗發炎功效與抗腫瘤作用，可謂小兵立大功。

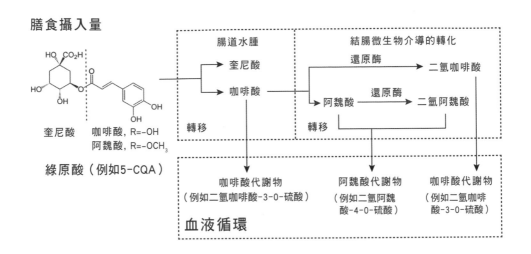

膳食攝入量

HO CO₂H

奎尼酸　咖啡酸，R=-OH
阿魏酸，R=-OCH₃

綠原酸（例如5-CQA）

腸道水腫
奎尼酸
咖啡酸
轉移

結腸微生物介導的轉化
還原酶 → 二氫咖啡酸
阿魏酸　還原酶 → 二氫阿魏酸
轉移

咖啡酸代謝物
（例如二氫咖啡酸-3-0-硫酸）

阿魏酸代謝物
（例如二氫阿魏
酸-4-0-硫酸）

咖啡酸代謝物
（例如二氫咖啡
酸-3-0-硫酸）

血液循環

綠原酸主要代謝途徑的簡化圖。

膳食綠原酸在服用後被水解成奎尼酸、咖啡酸或阿魏酸。它們在進入血流
之前在小腸和結腸中會進一步代謝。

人體轉化代謝綠原酸

　　綠原酸的膳食代謝已顯示在提供心血管益處方面具有很大的潛力。從
機制面上而言，綠原酸（特別是其代謝的產物咖啡酸和阿魏酸）具有抗氧
化和抗高血壓的作用，在沒有羥基氫醌（hydroxyhydroquinone HHQ）
的情況下更為明顯。而作為抗氧化劑的來源和用非藥物介入的方法來改變
生活方面，綠原酸在追求血壓健康上面具有很大的前景。

　　Sudeep（2016）[113]等人的研究更表明，綠原酸能透過減輕游離脂肪
酸（free fatty acid FFA）和甘油三酯（triglycerides TG）的水準，來改
善老鼠的血脂代謝，透過AMP啟動的蛋白激酶（AMP-activated protein
kinase AMPK）途徑，來調節肝臟中的多種因數。具經實驗證明綠咖啡豆
中的綠原酸複合物，可以作為肥胖管理營養的有效成分。

Kozema（2005）[114]找117位患有高血壓（DB-PCT）的男性，隨機雙盲測試，設計四個劑量：46毫克綠原酸萃取物、93毫克綠原酸萃取物、185毫克綠原酸萃取物、安慰劑。服用綠原酸萃取物持續28天，其中兩組（93毫克和185毫克綠原酸萃取物）有降低血壓的顯著效果。而Watanabe（2006）[115]也作了類似的實驗，並從中理出最佳的效果是每天140毫克綠原酸萃取物。

類似的實驗文獻：找37位具有一級高血壓（SB-RCT）的受試者，証實綠原酸萃取物可降低血壓及改善血管的擴張情況。[116]另外找28位高血壓的受試者，服用綠原酸萃取物也有降低血壓的效果。[117]再找20位高血壓的受試者，服用綠原酸萃取物四個月，也有降低血壓的效果。[118]

至於動物實驗方面，餵食綠原酸（30-600毫克）可降低老鼠的血壓，同時還改善了血管的結構（內皮功能）。[119]

上述幾個實驗由於取樣的樣本數不大，僅供參考而已，尚不能準確獲知綠原酸對於人體確實有改善血脂或降低血壓的劑量，但是可以大略得知每日攝取綠原酸至少100毫克，加上綠原酸廣泛被各個消化部位吸收，所以進入血液的劑量應該還有改善的空間。

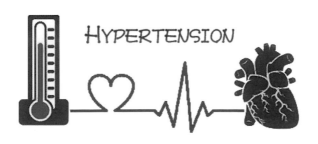

多酚類物質有益於人體

根據推測，涉及多酚的不同天然產物如綠原酸、白藜蘆醇和類黃酮對健康有幾種有益作用，因此人們普遍認為綠原酸作為抗高血壓藥具有多種健康的優勢。

另一項研究中報導，來自綠咖啡提取物的綠原酸是降低血壓最有效的藥劑，並且對患有輕度高血壓的患者來說更是值得信賴的產品。在117名高血壓患者的一項隨機和雙盲臨床試驗中，干預組接受了不同劑量的咖啡豆提取物28天後，將結果與安慰劑組進行比較。結果發現，食用咖啡豆提取物的患者有顯著降低血壓而不會產生任何不良反應。

源自植物提取物的酚類化合物（洋薊cynarin和綠原酸）存在具有強力的血管舒張作用，可能有助於抗高血壓的相關疾病。

另一方面，薈萃分析的結果也表明綠原酸可顯著（P≦0.05）降低收縮壓和舒張壓。而在一項大鼠血管研究的結果也指出，綠原酸可以改變一氧化氮的水準，此對大鼠血管的舒張具有放鬆作用。

綠原酸抗糖尿病、抗肥胖

根據世界衛生組織統計調查，自1980年後，全球肥胖人數增加一倍以上。2008年有15億，大部份是20歲以上的成年人超重，2015年有23億人口超重，而其中有7億人是處於肥胖狀態。超過2億男生和3億女生肥胖。有超過65％的人生活在超重和肥胖的國家，多於生活在平均體重不足的國家。[120]

肥胖的標準

衛福部「肥胖定義及處理委員會」，針對國人肥胖定義只要脫離BMI

的理想範圍（BMI 22上下），代謝症候群或心血管疾病風險就會增高，距離越遠風險越高，目前國人過重與肥胖的BMI切點定在24與27，並建議可同時使用腰圍作為肥胖與否的判讀標準。

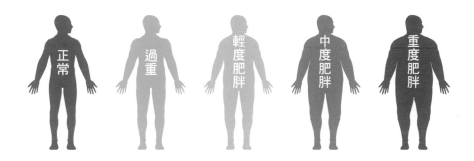

過輕	BMI < 18.3
正常	18.5 ≦ BMI < 24
異常	過重：24 ≦ BMI < 27 輕度肥胖：27 ≦ BMI < 30 中度肥胖：20 ≦ BMI < 35 重度肥胖：35 ≦ BMI

腰圍	
男 - ≧ 90cm	女 - ≧ 80cm

BMI是身體質量指數 Body Mass Index。根據世界衛生組織（WHO）的定義，BMI在23kg/㎡以上為過重，25kg/㎡以上為肥胖。而肥胖與許多疾病有關，所以要多多注意自己的BMI值。

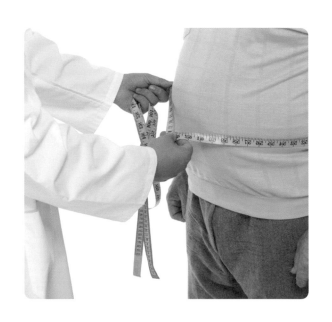

同時，衛福部在「2013年國民營養健康狀況變遷調查」中顯示，台灣過重及肥胖症患者比例高達38.3％，其中男性為45.9％，女性為33.1％，位居亞洲城市之冠，甚至因此獲得「亞洲第一胖」的稱號。

肥胖症（Obesity）是指體脂肪累積過多而對健康造成負面影響的身體狀態，可能導致壽命減短以及各種健康問題。肥胖會增加心血管疾病、第二型糖尿病、睡眠呼吸中止症、某些癌症、退化性關節炎及其他疾病的發生機會。

2013年台灣過重及肥胖症患者比例

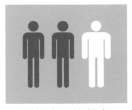

三個人之中就有
一人肥胖

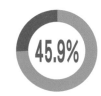

亞洲第一胖NO.1

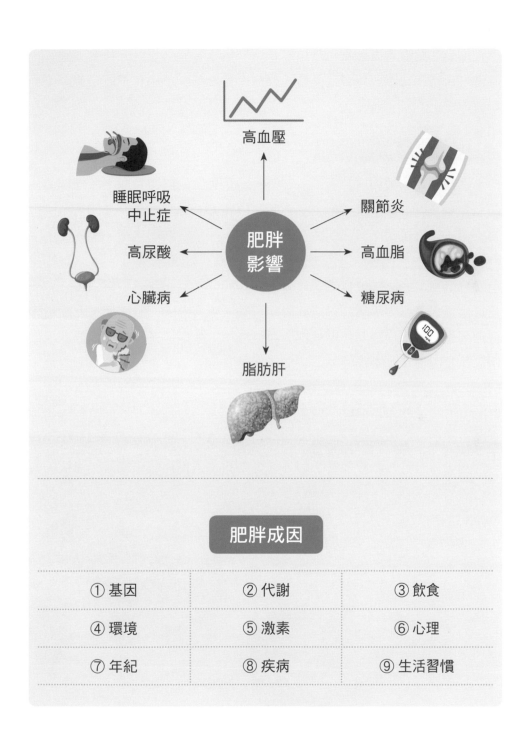

高血壓

睡眠呼吸
中止症

關節炎

肥胖
影響

高尿酸

高血脂

心臟病

糖尿病

脂肪肝

肥胖成因

① 基因	② 代謝	③ 飲食
④ 環境	⑤ 激素	⑥ 心理
⑦ 年紀	⑧ 疾病	⑨ 生活習慣

　　而造成肥胖的主因常包括：熱量攝取過多、欠缺運動及體質問題等，其他如：基因缺陷、內分泌異常、藥物影響及精神疾病也可能是造成肥胖的因素。

肥胖的殺手：糖尿病

　　糖尿病是一種代謝性疾病，它的特徵是患者的血糖長期高於標準值。高血糖會造成俗稱「三多一少」的症狀：多食、多飲、頻尿及體重下降。對於第一型糖尿病，其症狀會在一個星期至一個月期間出現，而對於第二型糖尿病則較後出現。不論是哪一種糖尿病，如果不進行治療，可能會引發許多併發症。一般病徵有視力模糊、頭痛、肌肉無力、傷口癒合緩慢及皮膚很癢。急性併發症包括糖尿病酮酸血症與高滲透壓高血糖非酮酸性昏迷；嚴重的長期併發症則包括心血管疾病、中風、慢性腎臟病、糖尿病足、以及視網膜病變等。

　　2014年4月，《糖尿病學》雜誌報導，美國哈佛大學公共衛生博士Bhupathiraju及其同事對十二萬四千名受試者的咖啡飲用情況進行分析，其中包括七千三百名糖尿病患者。分析結果發現，每天多喝一杯咖啡，四年內罹患糖尿病的風險降低了11％。而如果每天飲用三杯咖啡，患病的風險約可下降37％。就算最多喝上六杯，也可以減少糖尿病的風險。相反地，如果每天減少咖啡的攝取少於一杯以上，則患病的風險就會增加17％。研究同時顯示，僅僅黑咖啡對降低患病風險有效，要是加了奶或是加了糖則無助於健康。

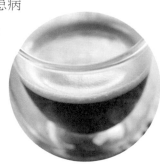

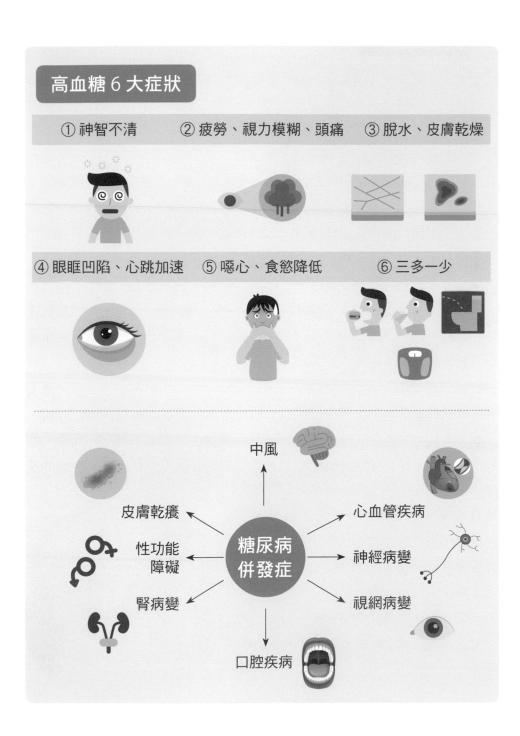

高血糖 6 大症狀

① 神智不清　　② 疲勞、視力模糊、頭痛　　③ 脫水、皮膚乾燥

④ 眼眶凹陷、心跳加速　⑤ 噁心、食慾降低　　⑥ 三多一少

皮膚乾癢

性功能障礙

腎病變

糖尿病併發症

中風

心血管疾病

神經病變

視網病變

口腔疾病

喝咖啡會瘦？

筆者王神寶（2015）[121]的實驗室針對高品質咖啡與咖啡因的減重效果進行了比較研究。他採用果蠅的動物模型，在國際上食品與毒性安全檢測中，果蠅目前已成為重要的實驗動物模型。研究顯示，膳食因素能影響果蠅的健康及壽命。使果蠅增重的方法，最常用的是15-20％的高脂飲食，在1-2週內可觀察到果蠅體重增加達20％以上；選擇3-5天成年雄性果蠅，分組如下：正常標準飲食組，20％的高脂飲食組，高脂飲食+咖啡組。每隻果蠅管內放入30隻果蠅，餵養兩週，使用二氧化碳淺麻醉後，用高敏感精密天秤稱量果蠅體重。

該研究發現，用高脂飲食飼養果蠅兩週後，果蠅的體重增加80％以上。而高品質咖啡可以完全對抗高脂食物的增重效果，只需要0.2％的咖啡因比例，就可以達到完全的抑制。相較之下，單獨使用咖啡因，只能部份減輕高脂食物的增重作用。

這個研究也產生了另一個問題，咖啡可以對抗增重效果，不是只有咖啡因的功能，應該還有其他的成份一起促成這個抗增重的效果。

咖啡中的綠原酸可能是另一個重要的成份，根據研究顯示，咖啡豆裡的「綠原酸」（Chlorogenic acid）和抑制肥胖有些關係。而日本岡希太郎（2017）[122]也推論咖啡裡的綠原酸有延遲血糖吸收的作用，此作用會延緩飯後糖分的吸收，而使不易血糖升上。這與目前常用的糖尿病治療藥Glucobay（拜爾公司）或Basen（武田藥品）的作用相似。岡希太郎還為文希望有廠商注意到這一點，並儘快推出添加綠原酸的罐裝咖啡呢！

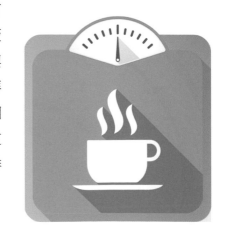

綠原酸可幫助人體內對葡萄糖的代謝

綠原酸的抗肥胖和抗糖尿病特性與葡萄糖的代謝有關。有人提出，人體和動物模型中體重和葡萄糖吸收的減少與富含綠原酸的咖啡有關，透過阻礙肝葡萄糖-6-磷酸酶的活性來抑制葡萄糖釋放。同樣的原理，小腸透過阻礙葡萄糖-6-磷酸轉移酶來抑制葡萄糖的吸收。這會降低一般血液循環中的血糖，因此會引起較少的胰島素活性。而減少葡萄糖可用性後的第二個能量來源是脂肪的儲備。

胰島素活性越低，脂肪組織中的脂肪累積就越多，因此導致過多的脂肪組織燃燒和體重減輕。而在小腸中完整地檢測到綠原酸的事實，支持了本項作用機制的說法。此外，也已發現綠原酸可以增強AMP活化蛋白激酶（AMP-activated protein kinase AMPK）的磷酸化、脂聯素以及脂聯素受體，並降低肝葡萄糖-6-磷酸酶的作用顯現。AMPK磷酸化、脂聯素和脂聯素受體的增加，以及葡萄糖-6-磷酸酶活性的降低，伴隨著甘油三酯、糖化血紅蛋白、空腹血糖和膽固醇水準降低，抑制肝臟脂肪變性，同時能提升葡萄糖耐量和胰島素的敏感性。

近代的減重聖品

綠原酸也有「油切」的效果。根據Vinson等[123]的實驗研究，找了16位超重成人（8名男性和8名女性），年齡為22-46歲（平均33.19歲±6.75），研究開始時的平均體重指數（BMI）為$28.22 \pm 0.91 kg/m^2$。所有受測者的甲狀腺功能正常，非糖尿病（平均血糖$107 \pm 9 mg/dL$）和非高血壓（平均收縮壓/舒張壓$125.38/81.88 \pm 5.10/2.68 mmHg$），而且近期沒有接受或正在接受類固醇治療，以及最近六個月沒有任何受試者接受或已接受過影響體重的藥物。此實驗採用商業生產的綠原酸咖啡萃取物進行22週的交叉研究，受測者在這22週的安排是接受高劑量綠原酸1050毫克（一包350毫克的綠原酸，每天口服三次），低劑量綠原酸

700毫克（每天口服兩次），和安慰劑（每天口服三次惰性非活性物質膠囊），各為期六週，其間隔兩週洗脫期以減少先前實驗的任何影響，6週（實驗一）＋2週（洗脫）＋6週（實驗二）＋2週（洗脫）＋6週（實驗三）＝22週，在實驗期間主要的測量值是體重、體重指數、體脂肪百分比，以及心率和血壓。

在研究期間的飲食都沒有顯著變化的情況下，測量得到的下列指標都有顯著地降低：體重（-8.04±2.31kg），體重指數（-2.92±0.85kg/m²），體脂百分比（-2.56±2.85次/分鐘）。受試者開始吃綠原酸後體重減少，其中有六名受試者的體重指數從以前肥胖轉變為正常體重範圍（＜25.00kg/m²）。研究者表示，綠原酸可能會是成年人有效減肥的營養品，也可能是預防成人肥胖超重的廉價手段。

這個實驗有兩個問題要討論，一是樣本數過少，只有16位，雖然每項實驗皆長達六週，二是取樣是超重人士，重量過重能夠減重的機率較高，體重120公斤要減個20公斤效果立見，但體重70公斤要減20公斤就必須非常拼命，一般人想要靠綠原酸減重，是否真能如願，目前尚不宜抱持過多期望，但可以肯定的是，綠原酸是有降低體重的傾向。

其他有關綠咖啡萃取物的人體研究，一般所稱的綠咖啡都含有綠原酸，Thom採用綠原酸萃取物添加到即溶咖啡內，測試其功效和耐受性，並且在隨機、安慰劑對照的雙盲研究中進行比較。[124]該產品的特點可以減少胃腸道對不同類型糖的吸收，找40名肥胖志願者以為期12週的研究，每個月紀錄體重、身體組織和血壓等。結果顯示體重減輕有顯著性的差異（5.4kg對於1.7kg，與安慰劑相比降低4％），BMI下降2.9％或10％，與葡萄糖和即溶咖啡相比，咖啡萃取物對葡萄糖耐量試驗中，對葡萄糖的吸收具有顯著的抑制作用。

另一組研究也採用相同的綠原酸萃取物[125]，在12週之後實驗組體重減輕約5公斤，施以安慰劑組體重減輕2.5公斤，但在這實驗的兩組都有各自

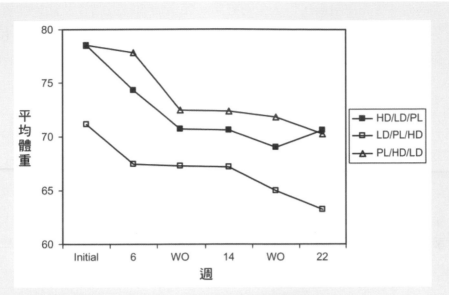

16名肥胖受試者的平均體重隨時間變化′

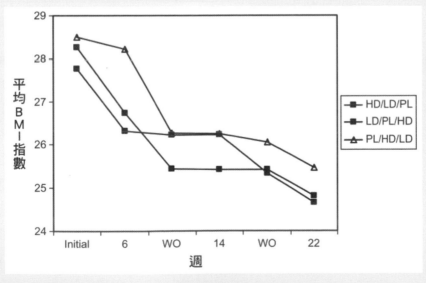

16名受試者的平均BMI隨時間變化

給予混有綠色和烘焙的阿拉比卡咖啡豆。可見綠原酸萃取物仍有其作用。

另外，有一組研究顯示，使用生咖啡萃取的綠原酸萃取物平均體重減輕0.7公斤，體脂肪減少5％，淋巴細胞DNA損傷也明顯減少。[126]

根據Manavaski等人[127]研究，找30位體重超重的成年人分為兩組，經過12週，一組飲用即溶咖啡混著200毫克綠原酸，體重平均減少5.4公斤，體脂肪也減少3.6％；而另一組飲用即溶咖啡只有減少1.7公斤，體脂肪只有減少0.7％。

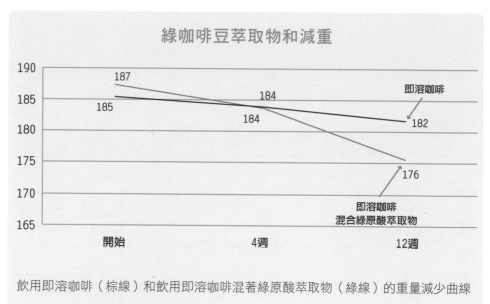

飲用即溶咖啡（棕線）和飲用即溶咖啡混著綠原酸萃取物（綠線）的重量減少曲線

未來研究核心：綠咖啡

Buchanan（2013）[128]等在減重的研究方面表達了另一種保守的看法，根據綠咖啡在藥理學減重的文獻整理分析的結果，其減少重量的範圍為約1到8公斤，《薈萃分析》發現體重有統計學意義的差異，綠咖啡和安慰劑之間的平均差異為-2.47kg（95％置信區間＝-4.23～0.72）。試驗的持續時間在4到12周之間變化，綠原酸的劑量在81到400毫克之間變化。

但目前很少有已發表的研究符合美國食品和藥物管理局的指導方針。儘管在一些已發表的研究中都証實臨床上的顯著體重減輕，但也都存在明顯的侷限性，因此他主張綠咖啡萃取物不建議作為減肥的安全或有效的治療方法。

由於學者研究的樣本數與方法，加上受試者的身體與飲食習慣，研究經常是僅供參考，不可盡信，例如Watanabe（2014）[129]等對於綠原酸減肥的幫助就持有肯定的看法。腹部肥胖被認為是代謝綜合症候群的根本原因，據報導，連續食用咖啡多酚的主要成分綠原酸，可以減少人體內的腹部脂肪和體重。

最近開發的富含綠原酸的即飲咖啡，有一些臨床試驗證明富含綠原酸的咖啡具有抗肥胖功能。然而這種咖啡在日常生活中的功效仍然未知，這對消費者健康方面更為重要。

在一項關於富含綠原酸咖啡在減肥方面的可接受性和有效性的研究中，受測者收到一箱（30罐）免費富含綠原酸的咖啡，鼓勵他們每天飲用一罐，並且使用網路重量記錄系統，記錄他們的體重和咖啡消耗量。富含綠原酸的咖啡顯示出高消費者的可接受性，而且第12周的平均體重變化為-1.06kg。與男性和女性體重正常指數（＜25kg/m²）的患者相比，肥胖參與者的體重減輕明顯更大。在第12周時體重的變化顯示出劑量與反應間的關係。習慣性消費富含綠原酸的咖啡以及使用體重記錄系統，對於實現日常生活中的體重減輕是有效的。在所有年齡層飲用咖啡的普及，說明每天用富含綠原酸的咖啡代替一杯咖啡，會產生潛在的重大影響。

通常一杯咖啡含有70至350毫克的綠原酸，依烘焙度與品種而定，或是直接從咖啡豆萃取綠原酸高純度粉，每日且長期攝取，將有漸次明顯的改善效用。由於綠原酸對人體的機制研究近年來已廣泛展開，首先對於在動物實驗中，有關於糖尿病、肥胖、代謝、胰島素等作用機制，都有令人欣喜的研究成果。

綠原酸能協助維持脂肪代謝

關於糖尿病和肥胖在動物的研究方面，Ghadieh（2015）[130]等實驗表明。腹部肥胖是胰島素抗阻，以及第2型糖尿病和心血管疾病的主要危險因素，膳食脂肪誘導人和嚙齒動物的胰島素抗阻。

經研究調查綠原酸/鉻Ⅲ補充劑是否挽救了雄性C57BL/6，小鼠經高脂肪餵養7週後，引起的肥胖和胰島素抗阻，並且在餵養的最後3週內，透過高血糖，葡萄糖耐受不良和胰島素不耐受來評估逆轉飲食誘導的體重增加和胰島素抗阻，以每日口服該補充劑，間接熱量分析顯示，這種效應至少能部分地透過增加能量消耗和自發性運動活動來介導。這些發現強調了綠原酸和鉻在餵養高脂肪飲食的小鼠中，維持葡萄糖代謝和胰島素反應的重要作用。

至於在代謝與減肥的動物研究中，Ma（2015）[131]等也有發現。綠原酸明顯阻斷飲食誘導的肥胖性發展，但不影響肥胖小鼠的體重。綠原酸治療抑制了HFD誘導的肝臟脂肪變性和胰島抗阻。定量PCR分析顯示，綠原酸能抑制肝臟的Pparγ，Cd36，Fabp4和Mgat1基因的變化；還能減弱肝臟和白色脂肪組織中的炎症，伴隨巨噬細胞標記基因（包括F4/80，Cd68，Cd11b，Cd11c和Tnfα，Mcp-1和Ccr-2編碼炎性蛋白）的mRNA水平降低。研究結果提供了直接證據，並支持綠原酸作為一種有效的化合物，用於治療飲食誘導的

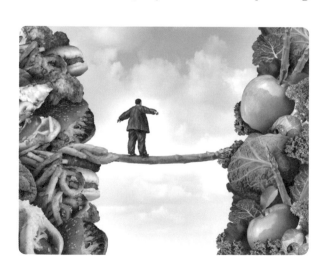

肥胖和肥胖相關的代謝綜合症候群。研究結果說明，飲用咖啡有助於維持高脂飲食時的代謝狀況。

　　有多項研究顯示（DB-隨機對照試驗）綠原酸可減少用餐後所引起的胰島素和葡萄糖產生的尖峰效應，從而降低身體的脂肪與體重。[132, 133] 實驗說明提供綠原酸萃取物給57位健康女性，可降低空腹時的糖化血色素（HbA1c）和血糖，它們是糖尿病的指標。[134] 另外找16位肥胖受試者，服用綠原酸萃取物22週後，有體重減少、BMI和體脂肪的比率降低。[135]

綠原酸能降低糖化血色素

　　上述的糖化血色素是健康檢查的重要項目之一，不是只要檢查空腹血糖而已，糖化血色素是血液中的葡萄糖進入紅血球與紅血球內的血色素結合的狀態。一旦葡萄糖和血色素結合，就不容易脫落，直到紅血球細胞衰亡。所以血中葡萄糖濃度越高，糖化血色素也就越高。一般紅血球的平均壽命為120天，所以檢測血液中的糖化血色素，就可以反映過去兩、三個月的血糖平均值，也可以準確測知患者的血糖指數。根據上述的實驗得知，健康女性的糖化血色素有降低的傾向，這就是一個好消息，可減少罹患糖尿病的風險。

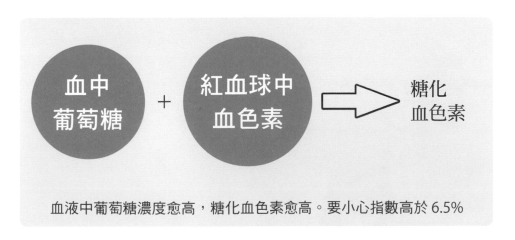

血液中葡萄糖濃度愈高，糖化血色素愈高。要小心指數高於 6.5%

綠原酸抗糖、抗肥胖

在動物的實驗中，綠原酸具有抗肥胖的作用，Cho等人[136]研究小鼠肥胖相關激素的影響，將32隻雄性小鼠分成四組，分別餵食正常的飲食、高脂肪飲食（37％卡路里來自脂肪）、高脂肪飲食混合200毫克的綠原酸、以及高脂肪飲食混合200毫克的咖啡酸，持續8週，後面兩組混合綠原酸和咖啡酸皆有顯著的體重降低（P＜0.05），但在脂肪組織綠原酸比咖啡酸有更明顯的減少三酸甘油酯，可見在減肥方面綠原酸比咖啡酸有效。

Shimoda（2006）[137]在動物實驗也證實，一天給予200毫克的綠原酸可以維持體重和保持體脂肪正常的百分比，而每天給予60毫克的綠原酸可以維持肝臟的三酸甘油酯的水平。

在動物實驗方面，對患有糖尿病末期的小鼠，給予綠原酸萃取物有緩解幫助葡萄糖和脂肪代謝的效果。[138]另外在一項有趣的動物實驗，先餵以高脂肪飲食導致小鼠肥胖，再施以綠原酸萃取物餵食，發現綠原酸萃取物可以誘導小鼠體內產熱並減少脂肪。[139]甚至只有給予5毫克的綠原酸萃取物，對小鼠就有抗糖尿病的作用。[140]

在動物實驗方面，Rodriguez de Sotillo和Hadley[141]發現，以三週的時間做靜脈輸入綠原酸，可顯著降低胰島素抗阻。Zucker在檢視大鼠餐後葡萄糖激發的峰值反應，發現綠原酸可能對於葡萄糖代謝產生積極性的影響，包括增強咖啡的抗氧化作用[142]，降低肝臟中葡萄糖的輸出[143]。

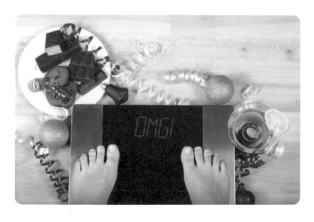

Johnston等[144]說明了咖啡中主要的綠原酸5-咖

啡氧基奎尼酸可能有助於解釋咖啡降低人體受試者罹患糖尿病的風險。他們發現引用含有等量綠原酸和葡萄糖含咖啡因或不含咖啡因的咖啡，會引起胃腸激素濃度的急遽變化。他們根據研究得出結論，綠原酸減弱了小腸對葡萄糖攝取的速度，綠原酸或其他一些非咖啡因的咖啡成分可以抗阻咖啡因對小腸中葡萄糖攝取的刺激。

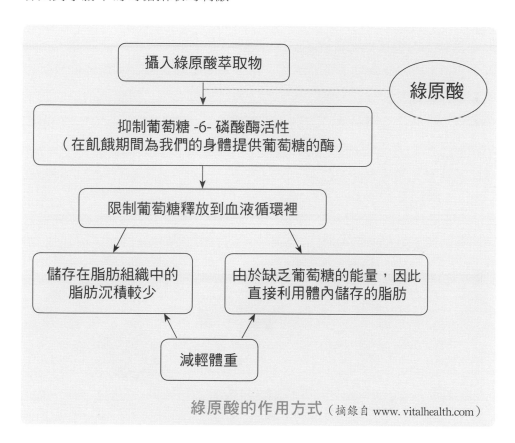

綠原酸的作用方式（摘錄自 www.vitalhealth.com）

對於動物而言，每天200毫克的綠原酸具有顯著的降血脂、減輕體重的效果，有些實驗甚至只需5毫克就可以降低糖尿病的作用，秉除這個實驗暫存疑點之外，一般動物實驗多在100毫克以上，但如果以綠原酸作用在動物的體重比例，應用於人體實驗的話，綠原酸究竟需要多少毫克才會

有顯著性的效果，以及人體的代謝與在血液內作用的有效劑量為何？雖然目前眾多的動物和人體實驗都還只是在建立統計數據的參考資料，不過，可以肯定的是，綠原酸對人體有健康效益是正面的。

綠原酸可能有改善心情的作用

富含植化素的食物，具有抗氧化能力，美國人攝取抗氧化劑的來源：以咖啡勝過蔬果，咖啡排名第一。[145] 賓州克蘭頓大學化學教授喬‧文森研究100多種不同食品所含的抗氧化劑，發現美國人從咖啡攝取的抗氧化劑，遠超過從其他食物所吸收。紅茶是美國人飲食中抗氧化劑的第二高來源，然而他們從咖啡中攝取的抗氧化劑，比從紅茶中攝取到的抗氧化劑高出四倍，接下來才是香蕉、乾豆類和玉米等蔬果。至於紅莓、紅葡萄等抗氧化劑含量比咖啡還多的蔬果，因為美國民眾食用量遠不及咖啡，因此完全沒有列入抗氧化劑來源的前幾名。

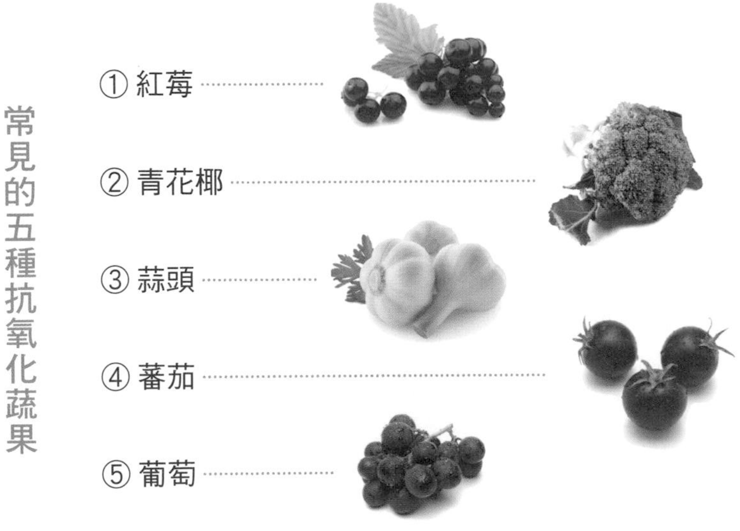

常見的五種抗氧化蔬果

① 紅莓

② 青花椰

③ 蒜頭

④ 蕃茄

⑤ 葡萄

咖啡抗老化、抗氧化

筆者之一王神寶（2015）[146] 透過餵食生物塔拉蘇咖啡（Tarrazu Coffee），了解每天攝取咖啡是否可以增加生物體內對抗氧化壓力傷害的能力。結果發現，在飲食中添加咖啡，果蠅餵食5mg/mL咖啡（相當於人類每天喝一杯咖啡），有較好的耐飢餓的效果。

另外，果蠅餵食5mg/mL咖啡也有好的抗氧化壓力（雙氧水誘導的氧化壓力）的效果。由目前的初步成果觀察到，咖啡具有抗氧化的能力，可能有抗老化的效果。

咖啡抗氧化壓力的機制目前還不是很清楚。但在小鼠模型的研究發現，咖啡因可以降低血清和組織中癌症的因子，並具有降低組織的脂質過氧化和氧自由基的活性[147]。有研究表明，咖啡中的綠原酸可以透過降低脂質過氧化和減少GSH，或者透過增加Foxo基因家族的表達，從而對抗氫過氧化物、H_2O_2和$FeSO_4^-$等誘導的氧化壓力。在體內或體外在實驗中還發現，咖啡中的綠原酸和甲基吡啶還可經由Nrf2的通路誘導癌症化學預防之II階段的酶活性[148]而對抗氧化壓力[149, 150]。此外，咖啡醇與咖啡豆醇的混合物也被發現可以透過調節Nrf2的核移位而減少過氧化氫誘導的NIH3T3細胞和小鼠胚胎成纖維細胞的自由基及脂質的氧化程度[151]。

咖啡的抗氧化效果，除了我們熟知的咖啡因之外，綠原酸應該也有類似的功效。最近研究更表明，綠原酸可以改善心情，降低氧化逆境（氧化壓力）和降低血糖。[152]

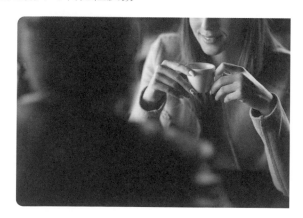

人體中的氧化壓力

人體除了正常代謝之外，體內的免疫系統在吞噬外來物或修復損傷時，都會增加自由基的生成。此外，如放射線、空氣污染或精神壓力等，也會產生額外含氧的自由基。這些氧化性極強的物質，存在於細胞中，會造成細胞膜的破損，改變粒腺體的化學反應，干擾或損壞DNA的正常運作，甚至導致某些物質的過氧化。一旦自由基存在的數量，超過身體能處理的上限時，在人體內就會形成氧化壓力（Oxidative stress）。

所謂的氧化逆境（氧化壓力）是機體活性氧成分與抗氧化系統之間平衡失調，所引起的一系列適應性的反應。不僅會干擾細胞正常的氧化還原狀態，還會製造出過氧化物與自由基導致毒性作用，因此損害細胞的蛋白質、脂類和DNA。這些源自氧化代謝的氧化壓力，會導致基底損害以及DNA鏈斷裂。

發生在人類身上的氧化壓力，被認為是造成亞斯伯格症候群、自閉症、阿茲海默症、帕金森氏症、注意力缺陷過動症、動脈粥樣硬化、心臟衰竭及癌症等的成因。

然而活性氧也有它的益處，免疫系統可利用活性氧攻擊並殺死病原體。短期的氧化壓力在防止老化上，也提供了重要的步驟，稱做毒物興奮效應。

在以隨機實驗對照30位老年人，施以含有綠原酸萃取物的低咖啡因的咖啡，喝三杯之後，就有改善情緒和注意力的效果。[153]另一方面，也是隨機實驗對照的60位老年

人，施以540毫克的綠原酸萃取物，在不讓受試者感覺有喝綠原酸的情況下，有降低疲勞感、神經過敏和頭痛的效果。[154]

綠原酸可以抑菌、抗菌和抗病毒作用

所謂的病毒，是由一個核酸分子（DNA或RNA）與蛋白質構成的非細胞形態，介於生命體及非生命體之間，靠寄生生活的有機物種，既不是生物亦不是非生物，目前不把它歸於五界（原核生物、原生生物、真菌、植物和動物）之中。它是由一個保護性外殼包裹的一段DNA或者RNA，藉由感染的機制傳遞，這些簡單的有機體可以利用宿主的細胞系統進行自我複製，但無法獨立生長和複製。幾乎所有具有細胞結構的生命體都可以被病毒感染。

換句話說，因為病毒是致病因子，可進入並在健康細胞內複製。病毒本身的受器必須與健康細胞外的受器結合，病毒才能附著於健康的細胞上。當病毒外膜與細胞膜融合，就會釋出病毒複製所需的遺傳物質。一旦病毒在細胞內複製後，可能會長時間維持休眠狀態，或立刻釋出並附著於其他健康細胞，再度展開感染過程。

抗病毒：藥物過程

一個有效的抗病毒藥物，必需具有容易到達身體內受病毒感染的組織以及器官等部位，不論在細胞外或細胞內都能維持其有效成份的穩定度與效果，且能抑制病毒的生長而不破壞宿主細胞的正常功能等特性。由於病毒需依靠活細胞才能繁殖。其過程雖然會因病毒不同，而有其特殊性，但一般而言，約可分成幾個步驟依序進行，分別為

　　⑴吸附，附著於細胞表面；

　　⑵侵入，穿入細胞；

　　⑶脫去病毒外殼釋出病毒核酸；

(4) 核酸早期之轉錄及轉譯病毒調控蛋白之合成；

(5) 核酸之複製；

(6) 晚期病毒結構蛋白之合成；

(7) 組裝成完整之病毒顆粒；

(8) 由細胞釋放出病毒顆粒。

簡而言之，抗病毒的作用就是中止感染的過程，阻斷協助病毒與細胞結合的受器，阻止病毒與健康細胞的融合。因為無法附著於細胞上，所以病毒就無法進入或感染細胞。

而一般抗菌劑的抗菌作用機制，大致與抗生素的作用機制相類似：以帶正電荷的金屬離子與細菌等接觸，因細菌的細胞壁多為帶負電電荷，所以在正、負離子量不平衡的情況下會產生拉力，導致細菌的細胞壁被拉破而產生破洞，無法生（合）成細胞壁而影響繁殖；陽離子也會被負電荷吸引而至細菌體內，與硫基、氨基、氫氧基等官能基結合，使之無法正常進行催化或產生其他反應而影響代謝。

以酵素催化的抗菌機制：金屬離子。如銀、鈦、鋅等因會吸收環境中如紫外光的電子能量，將空氣或水中的氧，經酵素催化而產生氫氧自由基（OH^-）與活性氧離子（O_2^-），使細菌細胞中的蛋白質、不飽和脂肪酸及糖苷等因氧化而破壞其正常的結構，最終死亡或喪失繁殖能力。主要在損害其細胞內酵素、蛋白質、遺傳物質（如核酸、去氧核糖核酸）等生物合成系統的正常作用，使之無法生長與繁殖。

綠原酸獨特的抗菌機制

綠原酸的抗菌機制是結合和透化細胞膜，但綠原酸不能完全破壞細菌的細胞膜。綠原酸的作用模式不同於一些已報導的多肽類、糖肽類或其他抗生素，其可以透過在細菌細胞膜中形成空隙而殺死微生物。綠原酸表

現出強力的抗微生物活性，除了膜的透化作用外，可能還有其他的靶向細菌中的細胞內過程。另外，以最低抑菌濃度值的數據顯示，綠原酸能有效抑制所有測試的細菌病原體的生長，MIC值範圍在20至80μg/mL。綠原酸對病原體的作用機制可以歸納為：綠原酸結合細菌外膜後，破壞膜的結構，耗盡細胞內電位從而釋放細胞質大分子，最終導致細菌死亡。

在隨機尋找45位患有變異鏈球菌感染的個案研究中，使用綠原酸萃取物所製成的漱口水，每天兩次漱口，連續兩週後，細菌數明顯減少。[155]

研究也顯示，綠原酸可能是破壞細菌外膜而導致細菌死亡。[156]細菌有外膜，就像是有一層縮膜包裝一樣，細菌外膜在物理上保護細胞，像一套比細胞壁更強韌的盔甲，綠原酸如果能破壞細菌外膜，其效能就和其他藥物相當，這是可以被期待的實驗。

綠原酸對多種菌類都有明顯的抑制或消滅的作用，可以做為多種藥物的重要組成成份。如對大腸桿菌和金黃色葡萄球菌均有抗菌活性，而對引起齲齒的變形鏈球菌、放射粘桿菌以及引起牙周病的黑色素類桿菌、牙齦炎桿菌和伴放線嗜血菌，均顯示有較強的抑菌活性。[157]

王學兵[158]等在研究病毒感染作用的實驗表明，綠原酸在病毒生長早期到預防病毒感染的作用比較明顯，對於豬細小病毒（porcine parvovirus, PPV）也有較強的抑制作用，而且顯示出綠原酸具有很強的抗病毒作用。盛卸晃[159]等在體外抗病毒實驗證明綠原酸對單純皰疹病毒Ⅰ型（HSV-1）感染具有明顯的抗阻作用，且隨著綠原酸濃度的增加，抗病毒作用也跟著增強。

綠原酸具有多種抗菌作用，使其適合作為理想的防腐劑和食品添加劑。經研究表明，綠原酸對甲氧苄啶/磺胺甲噁唑，肺炎克雷伯菌，幽門螺桿菌，大腸桿菌，表皮葡萄球菌和金黃色葡萄球菌，有抗藥性的嗜麥芽寡養單胞菌等具有殺菌作用。目前已知綠原酸對多藥耐藥細菌的多藥外排系統，及其生物膜形成具有抑制作用。另一方面，諸如綠原酸的酚類化合

物對益生菌不敏感，這使它們更適合用於食品工業上。綠原酸還可以透過對真菌的細胞膜產生影響，對白色念珠菌發揮抗真菌作用。

　　咖啡酸和綠原酸都是重要的抗氧化劑，具有抗HSV-1和HSV-2，HIV和腺病毒的多重抗病毒活性。使用Silico方法觀察到綠原酸對伊克拉病毒的有效抗病毒活性。另一項研究報導了含有奎尼酸衍生物的神香草（Hyssopus officinalis）的極性部分可以發揮抗菌活性。

綠原酸可降低癌症生長、抗腫瘤作用

　　2005年春天，在日本各家媒體都報導了咖啡使罹患肝癌機率減少一半的效果。

　　　「咖啡保證降低一半肝癌風險？國立癌症中心在大規模調查後再次確
　　　　認。」 　　　　　　　　　　　　　　　　　　　　*——《朝日新聞》*
　　　「『每日飲用』肝癌減半，喝『五杯以上』發病機率僅剩四分之
　　　　一。」 　　　　　　　　　　　　　　　　　　　　*——《讀賣新聞》*

　　岡希太郎（2017）[160]引用全國癌症期刊《JNCI》於二月十六日刊載的論文，費時十年追蹤調查從四十歲到六十九歲的男女性，總共約九萬人。在這段期間，男性有250人，女性有84人，總共有334人被診斷有「肝細胞癌」。

　　考慮到這些癌症患者的生活習慣，修正調查結果後發現，「（幾乎每天）不喝咖啡者的肝細胞癌發病率」是1.0時，「每天喝一、兩杯咖啡者的發病率」是0.52，「每天喝三、四杯者」是0.48，發病率減半。而回答「每天喝五杯以上者」，發病率是0.24，更降到四分之一以下。

　　從眾多流行病學調查的結論可以指出，飲用咖啡可以預防肝癌，有時候不會使肝癌惡化，那麼究竟是咖啡裡面哪個成份對癌細胞有抑制作用？

可以合理推論的是綠原酸，因為現代藥理實驗證明綠原酸有抗癌和抑癌的功效，其對大腸癌、肝癌和喉癌具有顯著的抑制作用，被認為是癌症的有效化學防護劑。[161] 近年來日本學者研究綠原酸的變異原性作用，發現該作用與抗變異原性成份與綠原酸的含量有關，說明了綠原酸對預防腫瘤有重要的意義。

抗癌和抑癌是一個大議題，需要做長期的研究與統計才能確認，目前的研究多以細胞實驗為主，或有些成效。但是癌細胞多變，不是一個單一指向的研究可以全觀，我們可以檢視以下的實驗大略測知，綠原酸在動物實驗對癌細胞有抑制作用，這是一個好的開始，待進一步實際測試劑量及應用方法，以及人體實驗等大量研究才能確定，目前不宜遽然肯定，只要看待它是一個好消息即可。

綠原酸隔絕癌細胞，阻斷其他系的的接觸

綠原酸透過作用在癌細胞上引起的核凝聚，產生較大的DNA碎片，在癌細胞的外部形成像膜一樣的物質，這層「膜」將癌細胞完全包裹起來，斷絕癌細胞與人體正常組織的聯繫，阻止人體向癌細胞輸送營養，並抑制變異細胞不斷擴散、轉移，使得變異細胞在無法獲得其生存所需要物質的情況下死亡。同時，綠原酸可向周圍正常細胞輸送有益的養分，增強正常細胞的自身免疫能力，防止正常的細胞再次發生病變。可見，綠原酸是透過殺死病變細胞並保護正常細胞兩種手段，來達到抗癌的作用。[162] 由此可知綠原酸是正常細胞的養分之一，也由於它的抗氧化特活性和養分結合，對於癌細胞具有雙重的阻絕和防護功能，果真如此，綠原酸的劑量如果再稍微增量，其效果可能更加顯著，但這些都只是預測，必須靜待眾多研究證實。

劉靜[163] 等透過以綠原酸在兔子體內對抗腫瘤抑制劑Combretastatin A-4磷酸酯二鈉鹽（CA4P）藥動學影響的實驗得出，綠原酸對家兔子體內

磷酸酯（CA4）血藥濃度及各種藥動學參數無顯著影響，但合用綠原酸後延長了CA4的半衰期，使其作用時間拉長。

經過實驗，在小鼠局部運用綠原酸萃取物可防止皮膚腫瘤生長。[164] 在患有結腸癌的小鼠中，對其飲食添加綠原酸萃取物有減少一些物質的致癌毒性作用，以及降低腫瘤生長的情況。[165]

綠原酸對人A549肺癌可能有些抑制作用，對於小鼠Lewis肺癌有顯著的抑制作用，田偉[166]等採用四氮唑法檢測綠原酸對肺癌細胞增殖的影響，併用流式細胞術觀察細胞凋亡率，結果發現，其可以抑制A549的增殖和轉移並促進其凋亡。

另外，在小鼠上實驗綠原酸對乳腺癌也有抑制作用[167, 168, 169]，綠原酸可透過非競爭性機制抑制DNA甲基化，從而顯著抑制乳腺癌MCF-7細胞增殖，使細胞停滯在G_0/G_1期，對小鼠移殖性EMT-6乳腺癌也有明顯的抑制作用。

而在對動物的結腸癌研究方面，將處於對數生長期的CT26結腸癌細胞接種到小鼠腋窩皮下，採用綠原酸進行干預，從抑瘤率和病理切片觀察，具有顯著地抑制作用。從抑瘤率看其作用具有濃度依賴性，但從瘤體積看其量效關係並不明顯。[170] 綠原酸可呈劑量依賴性的抑制體外HCT116和HT29結腸癌細胞的生長，抑制其向S期轉變。[171]

依上述眾多的動物實驗說明，綠原酸的抗腫瘤抑制、防止腫瘤生長、抑制肺癌和乳腺癌細胞增生與轉移、以及結腸癌細胞的生長，綠原酸在動物實驗上都有顯著性的效果。

多酚類食物抗壞菌、細胞

眾多流行病學證據顯示，食用富含多酚類的食物有助於減少癌症、冠狀動脈心臟疾病與發炎症狀的發病率。綠原酸在人類飲食中富含酚化合物之一，藉由體內和體外實驗的數據顯示，綠原酸具有良好的抗氧化與抗癌

活性。[172]

　　在細胞研究方面，綠原酸可能可以阻滯細胞生長週期，細胞週期包括細胞間期和細胞分裂期（M），細胞間期包括G_1，S，G_2。主要調控因子有細胞週期蛋白依賴性激酶（CDK），細胞週期蛋白（cyclin），細胞週期蛋白依賴性激酶抑制劑，其中CDK是調控的核心。Cyclins和CKIs分別對CDK形成正向、負向調控。如果此調控因子的表達水平變化，會使細胞週期的發展發生變化，使細胞週期阻滯於G_1/S期和G_2/M期。採用不同濃度的綠原酸處理人類乳腺癌MCF-7細胞，根據四甲基偶氮唑藍（MTT）比色法檢測其細胞生長抑制率，流式細胞術檢測其凋亡率、細胞所處週期以及cyclin D_1表達，發現綠原酸可以顯著抑制MCF-7細胞增殖，下調cyclin D_1蛋白表達，阻滯細胞於G_0/G_1期。[173, 174]

　　綠原酸可能有抑制腫瘤細胞增殖的效果，增殖是細胞生物學的基本理論，惡性腫瘤之所以難以控制並且極易復發，其中主要的原因是惡性腫瘤的細胞能無限的增生，即細胞增殖失控，因此，抑制腫瘤細胞增生是抗腫瘤的重要作用機制之一。ERK能調節轉錄因子的活性，屬於信號轉導蛋白用於絲裂原信號的傳遞。而關於MAPK/ERK信號通路，在腫瘤細胞的增生和分化；綠原酸可透過抑制MAPK/ERK信號通路的活化，來抑制肝癌細胞株HepG2細胞的增生。[175, 176, 177]

　　在肝癌細胞抑制方面，Yan（2017）[178]等研究：肝細胞癌（hepatocellular carcinoma HCC）患者的治癒性較差，迫切需要為化療預防HCC制定更有效的策略。而綠原酸是飲食中存在的一種多酚，尤其來自咖啡的多酚，具有許多生物活性。每天喝咖啡的病毒性肝炎患者的HCC發病率明顯降低。而且研究發現綠原酸能在體外抑制HepG2細胞的增生，以及減緩體內HepG2異種移殖物的進展。綠原酸能誘導ERK1/2失去活性，同時抑制

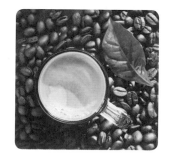

HepG2異種移殖組織中MMP-2和MMP-9的表達。由數據表明綠原酸可以透過多種途徑阻止HCC的進展，而且綠原酸似乎是肝細胞癌的有效化學預防劑。

右頁圖表即是綠原酸抑制HepG2異種移殖物的腫瘤體積和重量。

抑制血管腫瘤的增生

在動物的實驗中，綠原酸也有可能抑制腫瘤血管的生成。一般而言，腫瘤新生血管生成是指以原有血管床為基礎，在毛細血管及毛血管後的微靜脈生成新的毛細血管。血管新生系統一般在正常的生理條件下處於休眠狀態，僅在月經、創傷癒合等階段，才會在蛋白酶、細胞基質及細胞因子的作用下，短暫的激活。

新生血管在腫瘤疾病的發生與發展過程中，能替腫瘤提供營養物質和氧氣，並隨著腫瘤微血管密度的增加，腫瘤侵襲轉移等惡性潛能也隨著腫瘤新生血管密度的增加而明顯增加。腫瘤疾病的新生血管是腫瘤疾病進展和惡性轉移的重要標誌，因此抑制腫瘤血管增生也是抗腫瘤進展的一條重要途徑。[179] 綠原酸可呈劑量依賴性的抑制斑馬魚的血管生成，增加血管內皮細胞凋亡。

而關於綠原酸作用於A459肺癌細胞方面，透過Western blot和PCR，檢測缺氧誘導因子-1（Hif-1）和血管內皮生長因子（VECF）的表達水平，發現綠原酸可抑制Hif-1和VECF的表達，而且Western blot也透過檢測綠原酸對小鼠模型血管生成的影響，發現綠原酸在抑制Hif-1α/Akt信號通路中扮演著重要的角色。[180. 181]

綠原酸可以抗氧化、抗發炎

發炎反應、炎性反應，俗稱「發炎」，是指具有血管系統的活體組織對致炎因子及局部損傷所產生的防禦性反應。其中心環節是血管反應，因

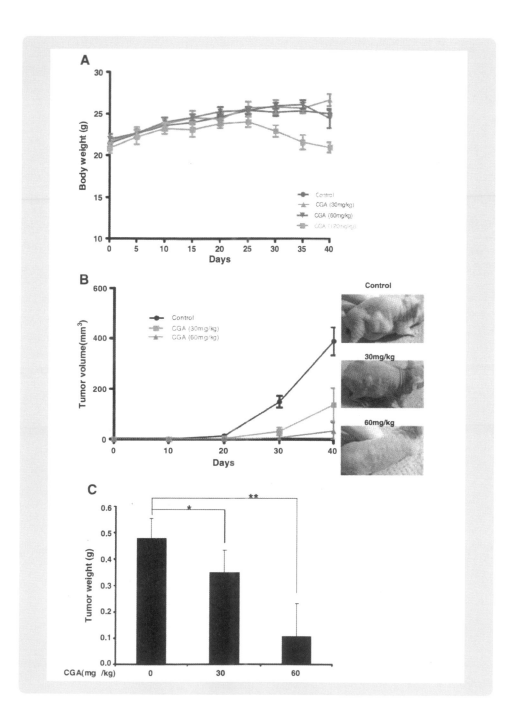

生物組織受到外傷、出血或病原感染等刺激，所激發的生理反應。其中包括紅腫、發熱、疼痛等症狀。炎性反應是先天免疫系統為移除有害刺激或病源體及促進修復的保護措施，並非如後天免疫系統般針對特定病源體加以記憶與消滅。所以發炎性反應並非等同於感染，即使很多時候發炎是因為感染而產生，但原則上發炎是生物體對病源體的反應之一。

在一般的情況下，發炎是有益的，因為那是人體自動防禦的反應，但有時候，發炎反而會引起人體自身免疫系統的過敏，進而攻擊自身的組織及細胞、如類風濕性關節炎和紅斑狼瘡症等免疫系統過敏病症，免疫系統過敏所生成的COX-2及Interleukin-1 alpha會使軟骨組織疼痛及發炎。

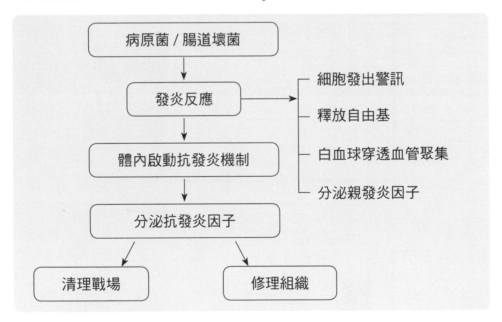

發炎的兩種類型

長期發炎會引起一系列疾病，如花粉症、牙周炎、動脈粥樣硬化、類風濕性關節炎，甚至癌症（如膽囊癌），因此炎性反應在正常情況下受生物體緊密監控。

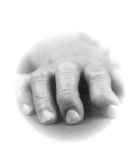
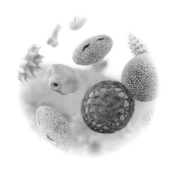
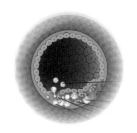

慢性發炎與急性發炎對照表

	急性	慢性
致發炎原	細菌性病原體，受損組織	持續由不能分解之病原體，病毒感染，外物或自體免疫導致的急性發炎
主要牽涉細胞	嗜中性球（主要），嗜鹼性球（炎性反應），嗜酸性球（應對寄生蟲），無顆粒白血球（Mononuclear cells，單核球及巨噬細胞）	無顆粒白血球（Mononuclear cells，單核球，巨噬細胞，淋巴細胞及漿細胞），成纖維細胞
主要中介物	血管活性胺（Vasoactive amines），類花生酸（eicosanoids）	IFN-γ 及其他細胞因子（Cytokines），生長因子（Growth factors），活性氧，水解酶（Hydrolytic enzymes）
發病	即時	延遲
為期	數天	可達數月，甚至數年
結果	發炎消退，形成膿腫或變為慢性發炎	組織受破壞，纖維化，壞死

天然抗氧化劑，維持細胞運作

綠原酸是一種多酚類化合物，多酚被稱為一種優良的抗氧化劑，已經被證明具有抗發炎作用。[182] 由於醫學界在針對老化和疾病的研究中，產生了「自由基和抗氧化物質」的理論，一時之間，人們對於「抗氧化物質」就有積極的興趣與期盼，希望能夠藉由這些抗氧化物質來達到對抗老化和抵禦疾病的目標。

綠原酸及其衍生物具有比抗壞血酸、咖啡酸和生育酚（維生素E）更強的自由基清除效果，可有效清除DPPH自由基、羥基自由基和超氧陰離子自由基，還可抑制低密度脂蛋白的氧化。綠原酸對有效地清除體內自由基、維持機體細胞正常的結構和功能、以及防止和延緩腫瘤突變與衰老等現象的發生具有重要的作用。綠原酸更含有一種可以促進人體皮膚、骨骼、肌肉中的膠蛋白的合成與分解的特殊成分，具有促進代謝、防止衰退的功能，而且綠原酸無論在體內還是體外，均有明顯抗自由基的作用。

余翊豪（2015）指出「酚類化合物的主要化學結構為芳香環（aromatic ring），環上接有一至多個hydroxy或hydroxy衍生物，如easter、methyl ethers及glycoside等。酚類化合物依照其結構可區分為簡單酚類（simple phenol）、酚酸（phenolic acid）以及類黃酮素（flavonoids）[183]，其中，以類黃酮及酚類最常見，類黃酮是酚類化合物中極為重要的一類，普遍存在於蔬果植物中，一般包括成黃酮醇（flavonols）、黃酮（flavones）、黃烷酮（flavanones）、兒茶素（catechins）、花青配質（anthocyanidins）、異黃酮（isoflavones）、二氫黃酮醇（dihydroflavonols）及查酮（chalcones）等類，具有抗氧化性。[184] 此外，Rice-Evans（1997）[185] 的研究顯示類黃酮之總抗氧化活性較維生素C與維生素E強許多，類黃酮之抗氧化機制包括去除自由基及活性氧分子、螯合金屬離子、與蛋白質形成複合物、還原氧化的維生素C或維生素E以顯示加乘效果。

咖啡中含量最多的是綠原酸

　　綠原酸是消費者中最廣泛使用的多酚之一，因為它在不同的食物和咖啡中數量最豐富，並且具有抗氧化潛力和抗炎的生物效應。在各種植物的提取物中曾被報導，酚酸如綠原酸具有抗氧化作用。如存在於天竺葵（Achillea tenorii Grande）提取物中的咖啡醯奎尼酸和黃酮類化合物顯示出抗氧化作用。另外，含有綠原酸的金絲桃屬植物提取物，具有自由基清除特性。另一方面，對水飛薊（Stachys palustris）成分的分析報導，其精油中含具有清除自由基能力的咖啡醯奎尼酸。酚酸上的羥基（OH）為其抗氧化性質的主要來源，其與羥基的數量相關如下：三羥基酚酸＞二羥基（兒茶酚）＞單羥基。依據報導，咖啡酸（coffeic acid CA，一種CGA的代謝產物）也具有抗炎和抗氧化活性。

抑制氧化、預防疾病

　　根據報導綠原酸可顯著抑制氧化應激誘導的白細胞介素-8（IL-8）分泌和mRNA的表達。此外，咖啡酸亦能抑制IL-8的產生，但它不受Caco-2細胞中奎尼酸（綠原酸的另一種代謝產物）的影響。咖啡酸和綠原酸在硫酸葡聚糖鈉誘導的結腸炎模型中，能減少巨噬細胞炎性蛋白2（MIP-2，IL-8的小鼠同源物）mRNA的表達，這闡明了綠原酸和咖啡酸的抗炎機制，在於透過清除細胞內ROS抑制IL-8和PKD-IKKNFκB信號通路的啟動。在另一項相關研究中，曾報導咖啡酸和綠原酸的抗炎特性與兒茶酚有關，綠原酸、咖啡酸和具有兒茶酚基團的其他化合物可能有助於預防發炎性疾病。

　　也有文獻指出類黃酮除了具有抗氧化（antioxidant）以外，還具有抗突變（antimutagenic）、抗菌（antibacterial）、抗病毒（antiviral）及抑制酵素（inhibit enzyme）等生理活性。[186]酚酸類化合物可分為二大

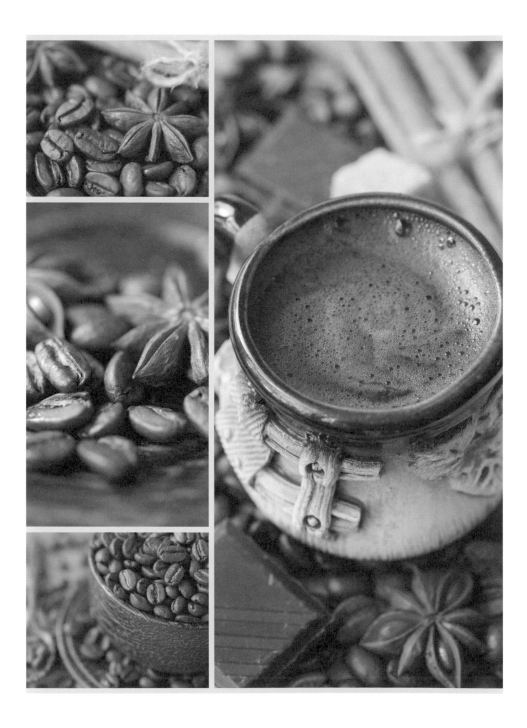

類：烴苯甲酸（Hydroxybenzoic acid）及烴肉桂酸（Hydroxycinnamic acids），其中以烴肉桂酸類在飲食中的含量最高，甚至高於類黃酮化合物。[187] 有許多報告也指出酚酸類化合物的抗氧化性主要是根據分子上烴基（-OH）的數目及位置，並且顯現出不同的抗氧化及清除自由基的能力。[188, 189, 190]

綠原酸是多酚類之一，或稱為「長壽聖品」，或說「防失智，吃多酚」，一般兒茶素、薑黃素、花青素也是多酚類，只不過綠原酸大多來自世界飲料主流之一的咖啡豆，主要是因為取材更為便利。而且多酚類的共同特徵是具有非常好的抗氧化作用，去除自由基，防止細胞老化，以及預防各種疾病和失智症。市面上經常說喝咖啡可以有很多健康的助益，有些是咖啡因的效果，但根據眾多的實驗顯示，綠原酸才是最重要的成效之一。

抗癌作用，預防與治療疾病

Ohkawara（2017）[191] 等表示綠原酸是多酚的物質，並且已知具有抗炎作用。透過兩次注射L-精氨酸（5g/kg體重）誘導胰腺炎。在給予L-精氨酸前1小時，給小鼠腹膜內注射綠原酸（20mg/kg或40mg/kg）。施用40mg/kg綠原酸降低了胰腺炎和胰腺炎相關肺損傷組織的嚴重性。此外，綠原酸的施用抑制了胰酶活性的水準，並降低了L-精氨酸誘導的胰腺炎，抑制小鼠血清和胰腺水準的巨噬細胞移動因數（MIF）。研究結果表明，綠原酸對L-精氨酸誘導的胰腺炎和胰腺炎相關的肺損傷具有抗炎作用，所以綠原酸有可能可用於急性胰腺炎的預防或治療上。

這個實驗很重要，因為急性胰腺炎稱為重症急性胰腺炎，病死率高，這是多種病因導致胰酶在胰腺內被激活後，所引的起胰腺組織自身消化、水腫、出血甚至壞死的炎症反應，這在動物實驗中綠原酸具有抗炎作用，所以其作用是可被期待的。

解決腸道疾病

在抗結腸炎方面，Zhang（2017）[192]等在C57BL/6小鼠中用2.5％的葡聚糖硫酸鈉（dextran sulphate sodium, DSS）誘導結腸炎，並在對照飲食或含有綠原酸（1mM）的飲食中評估組織病理學的變化和炎症。透過16S rRNA基因測序分析糞便樣品發現，綠原酸減弱了DSS誘導的結腸炎的幾種作用，包括體重減輕，疾病活動指數增加和粘膜損傷的改善。此外，綠原酸可透過抑制活性NF-κB信號通路，顯著抑制IFNγ，TNFα和IL-6的分泌，以及F4/80+巨噬細胞，CD3+T細胞和CD177+中性粒細胞的結腸浸潤。不僅如此，綠原酸更降低了厚壁菌門和擬桿菌的比例。綠原酸還增強了在DSS處理的小鼠中糞便微生物群多樣性的減少。有趣的是，綠原酸處理顯著增加了結腸炎小鼠中粘蛋白降解細菌Akkermansia的比例。而綠原酸作為腸改變腸道微生物群落結構，導致較低的間隙和全身性炎症，並且還改善DSS誘導的結腸炎過程，其與Akkermansia（編註：細菌門的一個屬，粘菌）的比例增加有關。

Palocz（2016）[193]等研究綠原酸對脂多醣誘導的腸上皮細胞炎症和氧化應激的保護作用，透過兩種螢光測定（DCFH-DA，Amplex Red）監測細胞內氧化還原狀態和細胞外H_2O_2水平。此外，在我們使用的植物乳桿菌2142細菌菌株的模型中，考慮了腸道微生物群代謝物在上述過程中的作用。根據我們的數據顯示綠原酸對炎症反應具有顯著的降低作用。與LPS（脂多醣）處理的細胞相比，用綠原酸（25-50μM）來處理，顯著降低了基因表達和促炎細胞因子IL-6和IL-8的濃度。COX-2和TNF-α mRNA水平也降低。此外，綠原酸降低了IPEC-J2細胞中活性氧的水平。同時應用綠原酸和植物乳桿菌2142上的清液，也對LPS誘導的炎症和氧化應激具有保護作用。

Yosovic（2017）[194]等針對綠原酸5CQA在苯，乙醇和水溶液中的作

用機理。除了電子自旋共振實驗外，還包括氫原子轉移（hydrogen atom transfer HAT），自由基加合物形成（radical adduct formation RAF），順序質子損失電子轉移（sequential proton loss electron transfer SPLET）和單電子轉移–質子轉移（single electron transfer-proton transfer SET-PT）的熱力學和機理研究。使用M06-2X/6-311++G（d.p）理論水準和CPCM拯救模型進行計算。發現SET-PT似乎不是5CQA合理的抗氧化機制。因RAF途徑更快，但HAT產生的熱力學是更穩定的自由基產物，這表明在酸性和中性介質中，5CQA可以採用HAT或RAF途徑。但在基礎環境中，SPLET是5CQA可能具有極高比率的抗氧化機制。

除了上述的動物實驗之外，有更多的研究論文也顯示，多項以齧齒動物和細胞的研究皆發現，綠原酸具有抗氧化和抗發炎的效果。[195. 196. 197. 198. 199. 200. 201]

有效修復細胞

在細胞研究方面，顯示綠原酸可以降低細胞死亡或凋亡，減少DNA片斷化，同時降低氧和氮類（ROS/RNOS）的活性程度。[202] 能否降低活性氧物質（ROS）很重要，因為它是人體內氧化代謝過程及自然防禦系統中所產生具有高度活性的物質。過量ROS會破壞體內抗氧化防禦系統的恆定性，由於這些具有未成對電子的氧化物質，含有相當活潑的化學性質，因此會攻擊體內其他分子，造成生物體內氧化性的傷害；而綠原酸能降低細胞的損傷、破壞，甚至導致細胞死亡，進一步降低體內正常生理調節反應受阻及氧化壓力的危機，但這個研究仍值得再進一步確認。

綠原酸的抗氧化能力遠遠強於咖啡酸、對羥基苯甲酸、阿魏酸和丁香酸，以及一些常見的抗氧化劑。石愛華[203] 等研究綠原酸對奇異果果仁油抗光敏氧化穩定性有明顯的促進作用。王雅[204] 等研究綠原酸濃度對豬油抗氧化活性，表明綠原酸在豬油中的抗氧化效果也很明顯，而且在濃度相

同的條件下，綠原酸對豬油的抗氧化活性強於維生素C和丁基羥基茴香醚（BHA）。可見，綠原酸在某些食品取代或部分用在目前常用的人工合成抗氧化劑中，仍具有繼續研究的價值。

有多項研究證明大多數含有綠原酸的天然產物具有抗炎作用，並且認為綠原酸有可能是一種值得注意的抗炎劑。綠原酸是普遍存在的膳食多酚化合物之一，具有很強的抗炎能力，而且研究還發現綠原酸可以有效地預防小鼠免於Con A誘導的肝炎，這可能是TLR4信號啟動所產生的效果。另外，給受傷小鼠施用綠原酸可以加速傷口癒合，而且不會對心臟和腎臟產生任何不利的影響。

綠原酸具有保護神經的效用

咖啡和綠原酸一直是一對孿生體，談綠原酸的時候不免要先談一下咖啡的相關研究，雖然咖啡因是世界上應用最為廣泛的精神藥品，其對大腦功能的有利效應最近才得到充分的讚賞。已有大量流行病學研究和動物模型的基礎研究證據顯示，咖啡因可以用來對抗老年癡呆和阿茲海默症等認知功能的衰退。

根據Chen等人（2008）[205] 的研究給兔子高膽固醇的食物，一組餵3毫克的咖啡因（相當於一個人一杯咖啡的量）；另外一組沒有。發現給予咖啡因的一組，其血腦屏障（blood-brain barrier）比較完整，這說明咖啡因可以保護血腦屏障免於高膽固醇的破壞。

咖啡內的寶藏：酚類植物化學物質

咖啡的神經保護作用不僅局限於咖啡因，因為咖啡因只佔咖啡總成份的1％而已，而咖啡中含量最高的是酚類植物化學物質，佔7-9％。此外，還有綠原酸、咖啡酸、咖啡豆醇和葫蘆巴鹼等。在動物實驗中發現，將咖啡因去除的咖啡同樣具有對抗神經損傷的作用，並在神經系統疾病的動物

模型中發現具有神經保護的效果。其中，綠原酸具有抗焦慮、保護腦缺血所引起的腦損傷和腦水腫，並具有抗氧化和膽鹼性化合物的功效。

　　Cho（2009）[206] 和Kim（2012）[207] 都實驗表明，綠原酸萃取物有維持健康認知功能的效用，對大腦細胞的神經元可以做有效的輸送，提供顯著的抗氧化劑以支持保護神經元避免受到活性氧（ROS）的侵害，這樣的研究結果尚不能遽下結論，必須進一步再做人類實驗。而Cropley（2012）等找了39位健康的成年人，隨機，雙盲測試，分為四組：一般含有咖啡因的咖啡，低咖啡因的咖啡，含有綠原酸萃取物之低咖啡因的咖啡，以及安慰劑。實驗結果顯示，一般含有咖啡因的咖啡對於情緒和注意力有顯著的效果（顯著效果第一名），而含有綠原酸之低咖啡因咖啡則對於情緒和行為也有一些改善（顯著效果第二名），相對於低咖啡因的咖啡和安慰劑而言（沒有顯著效果）。

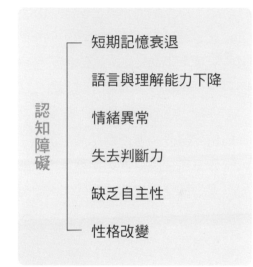

認知障礙

─ 短期記憶衰退

　　語言與理解能力下降

　　情緒異常

　　失去判斷力

　　缺乏自主性

─ 性格改變

釋放情緒，改善大腦功能

　　對現代人而言，情緒和壓力管理是一個極為重要的課題，良好的情緒和壓力管理可以讓你的工作順利，生活愜意，家庭美滿；而不良的情緒與壓力爆發，只會使你的表現每況愈下，沈淪於惡性循環之中，到頭來悲觀沮喪、一事無成。所以千萬不要忽略情緒和壓力管理的重要性，要適時加以注意，有效加以運用，根據研究顯示，綠原酸就是一個方便的選擇。

　　在動物實驗中，綠原酸可能可以改善大腦功能和神經退化的疾病，在

小鼠的研究，綠原酸改善了短期的工作記憶，以及抑制乙醯膽鹼酯酶，用以防止神經與肌肉間的傳導功能受損。[208] 在患有阿茲海默症的小鼠研究中，綠原酸改善了小鼠的空間和工作記憶能力，而在細胞研究也說明構成阿茲海默症的主因 β-澱粉樣蛋白，而綠原酸具有神經保護的作用。[209] 在動物研究中也顯示，綠原酸可以改善神經元的多巴胺，這是有潛在性的益處，可能有助於預防神經退行性疾病，如帕金森氏症。[210]

　　許多研究報導，與肛門疾病相關的感覺神經性聽力損傷可能是由糖尿病所引起的。然而迄今，只有少數研究調查感覺神經性聽力損傷的治療方法。透過神經電生理測量和形態學研究，評估綠原酸對糖尿病聽覺通路損傷的影響。根據Hong（2017）[211] 等實驗證明，綠原酸經由小鼠聽覺腦幹和聽覺中潛伏反應實驗，證明能有效地防止由糖尿病（diabetes mellitus DM）所引起的聽覺通路功能障礙。此外，使用暫態誘發耳聲發射測量和掃描電子顯微鏡觀察糖尿病小鼠的毛細胞，發現綠原酸可能有助於從外毛細胞和耳毛細胞的損傷中恢復，這說明綠原酸對糖尿病感覺神經性聽覺功能障礙的治療具有助益的效果。

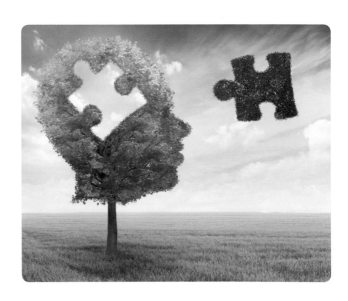

保護中樞神經元

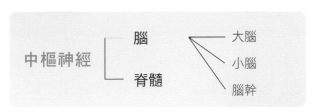

在中樞神經元的保護研究方面，乙醇是最常濫用的精神藥物之一，乙醇暴露對中樞神經系統（central nervous system CNS）存在有害的作用。在發育期間，乙醇暴露的最不利結果是腦區域（例如海馬和新皮質）中的神經元喪失，這可能與由氧化應力激發產生的收縮和壞死有關。在最近的研究中發現，植物裡的一些天然藥物在保護神經細胞免受損傷方面具重要作用。其中，根據報導綠原酸具有抗氧化激活神經保護作用。因此，它可能對乙醇誘導的神經毒性產生一些有益作用。

Fang（2016）[212] 等為了研究綠原酸對酒精誘導的大鼠嗜鉻細胞瘤PC12細胞凋亡的保護作用，首先用MTT法測定細胞活力和綠原酸的最佳劑量來做測試。然後用Hoechst 33258染色和流式細胞儀（flow cytometer FCM）分別檢測細胞凋亡和細胞週期。結果發現，用500mM乙醇處理可降低細胞活力，從而顯著誘導PC12細胞凋亡。當用不同濃度的綠原酸（1.5,10,50 μM）干預處理時，顯示細胞活力在不同程度上有增加的趨勢。相比之下，濃度為10 μM的綠原酸是最有效能促進受損細胞的活力與增殖，增加G2/M期和S期細胞的分配比例，並增強粒腺體跨膜電位。此項結果似乎與Bcl-2和GAP-43表達的上調以及Capsae-3表達的下調一致。因此推論綠原酸可以透過阻止酒精誘導的細胞凋亡，來增加細胞活力並促進細胞分化。

Guo（2017）[213] 等的研究也說明綠原酸對大鼠中樞神經元的保護，在乙醇暴露的幼鼠的大腦皮層和海馬的組織勻漿中，估算乙醯膽堿酯酶、

炎症介質、氧化應激參數以及半胱天冬酶-3酶的活性，再與陰性對照組相比，發現綠原酸處理組中乙醯膽城酯酶活性有顯著降低。用CA治療顯著改善乙醇暴露的幼鼠其腦組織中增加的氧化應激和炎症介質的濃度，在綠原酸處理組中半胱天冬酶-3酶的活性也顯著降低。綠原酸透過減少神經細胞的凋亡，來減輕酒精暴露的新生大鼠誘導的神經元損傷。

由上可知，綠原酸對神經元的保護，也有可能保護了神經膠細胞，因為在神經系統內，執行支持與保護功能的細胞就是神經膠細胞。這些神經膠細胞藉著連在神經元周圍，或襯於腦與脊髓中某些構造，而形成支持網。其他的神經膠細胞將神經元與血管連在一起，或連結神經組織到支持結構，有些神經膠細胞可吞噬微生物及殘餘物，而且可以保護中樞神經系統。

Anggreani（2017）[214]等對神經保護作用有做了研究與整理如下。

隨著人口老齡化趨勢的增加，包括阿茲海默症（Alzheimer's Disease AD）在內的神經退行性疾病在當今社會中變得越來越普遍。咖啡是一種受歡迎的飲料與對健康幫助有關，包括調節AD的潛力。咖啡含有不同濃度的綠原酸異構體，它代表了一組人類飲食中富含的酚類化合物，這些酚類化合物，由於與神經系統受益的抗氧化活性有關，因而引起人們的興趣。在流行病學的研究以及體外、體內的研究，已經觀察到綠原酸對神經保護作用的證據。透過調節活性氧的積累，以及調節參與細胞凋亡的關鍵蛋白和酶的表達，綠原酸能介導氧化應激，並減弱因不同氧化應激物和自由基所引起的細胞凋亡。由於與其他生物活性多酚相較，綠原酸在人體中具有高度生物利用率，因此這些化合物在減輕AD方面具有發揮積極作用的潛力。

根據目前的生物利用率研究，綠原酸在人體中具有高度生物利用，從小腸吸收約33％。考慮到綠原酸在結腸中經歷廣泛的代謝過程，有必要評估結腸微小菌落的作用，以及綠原酸代謝物在神經保護中的作用。綠原酸代謝物，包括咖啡酸和二氫阿魏酸，在體外顯出高抗氧化的能力。研究

綠原酸神經保護作用的證據整理表：

模型	化合物	治療	結果
原發性皮質神經元 + H_2O_2	綠原酸，CGA	12.5-100μM 進行 1 小時	抑制核濃縮，預防 Bcl-2 和 Bcl-XL 下調，減少 caspase-3 和 PARP 裂解，增加 NQO1 表達
PC12 神經元細胞 + H_2O_2	5-CQA	1 與 5μM	抑制核濃縮和 DNA 片段化，抑制 JNK 和 p38 MAPK 活化，減少 ROS 積累
PC12 神經元細胞 + H_2O_2	3-CQA,4-CQA,5-CQA	10μM 進行 20 分鐘	維持更高百分比的線粒體膜極化，降低胱天蛋白酶 -9 活化
小鼠 neuro-2A 神經母細胞瘤 + 甲基乙二醛	綠原酸，CGA	10-50μM 進行 72 小時	減少線粒體破壞，caspase-3 活性和 PARP 切割，Bax 表達，增加 Bcl-2，抑制 JNK 和 p38 MAPK 活化
PC12 神經元細胞 + 甲基汞	綠原酸，CGA	0.05-1.35μM	增加細胞活力，降低胱天蛋白酶 -3 活性和 ROS 形成，增加細胞內 GSH 值和 GPx 活性
原代小膠質細胞 + LPS	綠原酸，CGA	1-4μM	降低 NO 產生和 TNF-α 釋放，降低磷酸化和抑制 κB-α 降解
人肝癌細胞	綠原酸，CGA	1-100μM 進行 18 小時	ROS 形成減少，細胞內 GSH 值增加
人神經母細胞瘤 SH-SY5Y 細胞 + Aβ	3,5-diCQA	20μM 進行 72 小時	增加 PGK1 和 ATP 水平
SH-SY5Y 細胞 + Aβ	4,5-diCQA	1-20μM 進行 48 小時	減少 β- 折疊形成和 Aβ42 聚集

評估綠原酸在體外、體內調節氧化應激的抗氧化能力，顯示出能降低神經退行性疾病風險的可能性。然而目前在有限數量的動物研究和人體臨床試驗，評估與阿茲海默症（AD）相關的綠原酸作用，需要進一步透過使用代謝原理，以及人體臨床研究，來評估綠原酸的神經保護作用。

綠原酸的其他保護作用

隨著研究日益增多，綠原酸不只有抗氧化、抗發炎等功能，綠原酸還可能具有保肝作用，根據Zhou（2016）[215] 等研究，因為粒腺體功能障礙和三磷酸腺苷（ATP）的消耗是肝損傷的重要原因之一，慢性脂多醣（lipopolysaccharide LPS）透過調節粒腺體能量誘導肝損傷。綠原酸能降低血清丙氨酸氨基轉移酶，降低氨基轉移酶和碱性磷酸酶的活性，使參與糖酵解的酶的活性降低，而參與氧化磷酸化的酶的活性增加。綠原酸的補充也增加3磷酸化的腺苷一磷酸（adenosine monophosphate AMP）活化蛋白激酶（AMP-activated protein kinase AMPK）和AMPK-a，過氧化物酶體增殖物激活受体-γ 共激活因子1a（PGC-1a），核呼吸因子1和粒腺體DNA轉錄因子A的mRNA。這些發現表明，綠原酸的保肝作用可能與增加三磷酸腺苷（adenosine triphosphate ATP）的產生，刺激粒腺體氧化磷酸化和抑制糖酵解有關。

提升人體機體代謝

三磷酸腺苷是一種核苷酸，是人體內能量來源的重要成份。我們的身體在做了一些肌肉運動時，都需要能量來維持，當我們吃進食物後，會在體內經過一系列的化學反應，而食物被消化分解時，就會製造出三磷酸腺苷這種高能量化合物，並儲存於肌肉細胞內，當三磷酸腺苷被利用時，就是肌肉活動的能量來源，這就是細胞內能量傳遞的「分子通貨」，儲存和傳遞化學能。綠原酸能增加三磷酸腺苷，對於肌體代謝有提升的作用。

Feng（2016）[216] 等也作了保肝和抗氧化活性的研究，由膽固醇和磷脂醯膽鹼組成的制劑系統，用於製備有效的綠原酸脂質體（chlorogenic acid-loaded liposome CAL），其具有改善的口服生物利用度和抗氧化活性的增加。研究小鼠中的組織分布表明CAL主要積聚在肝臟中，這說明作為對肝標靶藥物的潛力。除CCl4誘導的肝毒性研究中丙二醛（malondialdehyde MDA）水平降低外，抗氧化酶（總超氧化物歧化酶）（total superoxide dismutase T-SOD）和穀胱甘肽過氧化物酶（Glutathione peroxidase GSH-Px）和總抗氧化能力（total antioxidant capacity T-AOC）活性增加，進一步揭示CAL表現出顯著的保肝和抗氧化作用，其具有顯着改善的口服生物利用度和增加的綠原酸在體內的抗氧化活性。

保護皮膚

抗氧化酶可以有效抑制機體的氧化作用，防止過氧化對皮膚造成的危害，這是因為酶本身就是生物體內活細胞產生的一種生物催化劑，其中抗氧化酶能達到減緩氧化速度的作用。有些物質很容易和空氣中的氧氣發生作用，導致物質產生化學變化，這就是所謂的氧化現象。人體在經歷自然氧化過程，例如皮膚因為每日生活自然氧化，會出現缺水、黯黃、衰老等問題。日曬、空氣污染、輻射等更會導致皮膚產生大量的超氧自由基，其強大的氧化能力會加快皮膚氧化速度，甚至可能造成嚴重的皮膚病變。綠原酸可能會增加抗氧化酶的活性，對於皮膚的保養可能有助益。

在食物補充品方面，Jesus（2017）[217] 等也有一些看法如下：

新型食物添加物

綠原酸（5-O-咖啡醯奎寧酸）是來自羥基肉桂酸家族的酚類化合物，綠原酸具有作為營養保健品和食品添加劑的多功能性。作為營養保健品，

綠原酸具有抗炎，抗肥胖，抗血脂異常，抗糖尿病和抗高血壓特性，其可用於預防和治療代謝綜合症候群和相關病症。另一方面，作為食品添加劑，綠原酸對多種微生物具有抗菌活性，抑制脂質氧化，防止其他生物活性化合物的降解，並且可以產生益生元的作用。所以綠原酸具有營養保健品和食品添加劑的雙重作用，可作為膳食補充劑和功能性食品配方的最好選擇。大多數的臨床研究都是用咖啡來完成的；因此，需要更多的純綠原酸臨床研究來評估其對代謝綜合症候群的全部潛力。

此外，必須進行更多的研究，以確定綠原酸或其代謝物，是否確實反映對人類健康有正面效應。

綠原酸作為食品添加劑的應用是一個新的研究領域，因此需要進一步的研究來確定在綠色植物中，使用綠原酸作為防腐劑和益生元的必要濃度，利用它代替傳統防腐劑的成本效益，它在防止其他生物活性化合物降解的潛力，以及其對人類益生元的活性。

關於使用綠原酸代替傳統防腐劑的成本效益，已取得一些進展，目前正設計用於提取和純化綠原酸的新工藝，其經濟上有吸引力的成本估計在0.06-0.38美元/mg的範圍內。因此，綠原酸很可能在不久的將來具有競爭力的成本，這將使其能夠取代傳統的防腐劑。

Tajik（2017）[218]等對於綠原酸的健康助益更廣泛地做了一次整理。

綠原酸是一種有效的抗氧化劑和抗炎劑，是生咖啡豆中含有的主要酚類植物化學物質之一，佔咖啡重量的7-9％。綠原酸因其廣泛的潛在健康益處而受到特別關注，包括抗糖尿病，抗癌，抗炎和抗菌等作用。另一方面，已確定ROS參與大多數這些疾病的發病機理。綠原酸具有特殊的性質，能透過清除自由基，作為金屬螯合劑，減少脂質過氧化和抑制NAD（P）H氧化酶活性來對抗氧化應激。

然而，應該注意的是，外源性抗氧化劑如綠原酸對健康的假定與積極作用可能會抵消促進健康的作用，例如，運動是透過抑制內源性抗氧化的

防禦能力，因此仍需要探索綠原酸補充劑對健康有益的差異規則。

炎症與氧化應激密切相關，有越來越多的觀察發現，活性氧是作為參與炎症反應信號級聯中的主要上游試劑。炎症反應是透過炎性細胞因子的作用來進行干預，例如TNF-α作為關鍵的促炎反應因子。此外，TNF-α負責誘導其他促炎細胞因子IL-1和IL-6的產生。因此確信促炎細胞因子參與慢性疾病的病理學作用，例如糖尿病，癌症和心血管疾病等。

文獻表明，綠原酸透過抑制某些介質，如TNF-α，IL-6和IL-1β的產生，而發揮其抗炎作用。根據積累的綠原酸抗炎活性的證據，綠原酸對肝的保護作用，以及透過抑制炎症介質，特別在TNF-α的表達方面，綠原酸能產生抗傷害性的作用。

除了抗氧化作用外，綠原酸在生物學的特性最近也成為許多研究關注的焦點。透過抑制α-葡萄糖苷酶的活性，改變GIP濃度，激活AMPK，它被認為對葡萄糖和脂質代謝調節具有積極的作用。能提高肝臟PPAR-α的表達，並抑制β-羥基-β-甲基戊二醯基輔酶A還原酶。因此推測綠原酸能對葡萄糖和脂質代謝紊亂發揮關鍵作用，例如，糖尿病，心血管疾病，肥胖，癌症和肝臟脂肪變性。

根據下圖表所描述，綠原酸作用於不同器官系統和臨床實體的一些初步途徑。雖然這些途徑許多已在單一實驗（體外，體內動物和人類以及臨床）中進行探索，但仍然缺乏一種全面性的比較方法，可同時比較綠原酸在不同器官系統中的作用，並平衡其不同的說明。因此目前尚不清楚——如果有的話——綠原酸將在未來以功能性食品被使用於治療中，並且可以找到主要的臨床作用。擬議的途徑也可能以有關的方式激活，但仍然需要探索由綠原酸消耗引起的真正生理效應的級聯。最後，將綠原酸與其他「健康食品」（例如綠茶提取物）進行比較，並探索其在治療和預防中的相對功效。

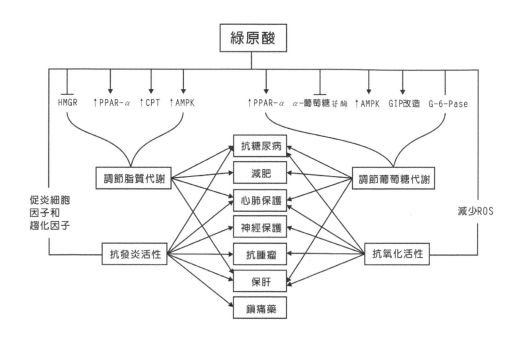

綠原酸的推定作用機制及其對生理系統和健康的影響。

　　綠原酸廣泛潛在的健康益處，包括其抗糖尿病，抗致癌，抗炎和抗肥胖，以及提供非藥物和非侵入性的方法，來治療預防某些慢性疾病。儘管有關綠原酸的研究數據很有希望，但仍有待進一步填補資訊知識的不足。例如，綠原酸的短期和長期消費的副作用（不良事件）尚未得到徹底研究，只有少數介入性研究探索了人類對綠原酸的暴露，而大多數數據都來自動物研究。因此需要開展更多實驗，以便提供最終用戶（消費者和食品行業）制定消除這些含糊之處的決定性方法。

抑制前列腺增生

　　綠原酸可能可以抑制前列腺增生，Huang（2017）[219]等透過每日皮下注射丙酸睾酮（7.5mg/kg/d）連續14天，在實驗組中誘導良性前列腺

增生模型。與良性前列腺增生模型組相較，高、中劑量的綠原酸可顯著降低前列腺指數和酸性磷酸酶，前列腺酸性磷酸酶和II5-α-還原酶水平（p＜0.05或p＜0.01）。組織病理學的檢查也呈現，高劑量和中劑量的綠原酸治療可抑制睪酮誘導的前列腺增生。結果證明，綠原酸對良性前列腺增生在模型動物上具有抑制作用，其機制可能與抑制II5-α型還原酶活性有關。口服綠原酸可以透過降低前列腺指數，酸性磷酸酶，前列腺酸性磷酸酶，病理形態來明顯抑制良性前列腺增生的活動，其預防效果可能是由於5-α-還原酶抑制活性的原故。因此高劑量和中劑量的新型治療劑，可以抑制前列腺增生症。

預防骨質疏鬆症、修護關節軟骨

綠原酸有可能可以預防骨質疏鬆，根據Zhou（2016）[220]等對大鼠的實驗研究。

杜仲皮被廣泛應用於傳統醫學中，杜仲皮的各種成分，例如綠原酸在中國具有抗骨質疏鬆症的作用，但其對整體活性的貢獻機制所知有限。本研究的目的是確定綠原酸是否可以預防雌激素缺乏引起的骨質疏鬆症，並分析綠原酸生物活性的機制。因此，在體內進行綠原酸對雌激素缺乏誘導骨質疏鬆症的作用，將60隻雌性Sprague-Dawley大鼠隨機分為假手術組和5個卵巢切除術（OVX）加治療亞組：鹽水載體，17α-乙炔雌二醇（E2）或CGA，9,27或45mg/kg/天，透過微型計算機斷層掃描（μCT）評估大鼠的股骨幹骺端，在體外研究綠原酸生物活性的機制。

骨髓間充質幹細胞（BMSC）用綠原酸處理，有或沒有磷酸化-nostitide3-激酶（PI3K）抑製劑LY294002。用3-（4,5-二甲基-2-噻唑基）-2,5-二苯基-2-H-四唑溴化物（MTT）和鹼性磷酸酶（含或不含Shp2干擾RNA（RNAi））評估BMSCs增殖和成骨細胞分化。結果顯示，27和45mg/kg/d的綠原酸可抑制OVX誘導的股骨骨密度（BMD）下降（p＜

0.01），明顯促進骨轉換指標水平，並防止骨量分數（BV/TV），連接密度（CoonD），小梁數（Tb，N），小梁厚度（Tb.Th）（均p＜0.01）降低和阻止小梁分離（Tb.Sp），結構模型指數（SMI）（均p＜0.01）增加。1或10μM的綠原酸以劑量依賴性方式增強BMSC增殖，0.1至10μM的CGA增加磷酸化Akt（p-Akt）和細胞週期蛋白D1，這些影響被LY294002逆轉。1至10μM的綠原酸增加BMSC向成骨細胞的分化（p＜0.01），Shp2 RNAi透過減少Shp2，p-Akt和細胞週期蛋白D1抑制綠原酸誘導的成骨細胞分化。

結論，該研究發現綠原酸改善了OVX誘導的骨質疏鬆症的BMD和小梁微結構。因此綠原酸可能是停經後骨質疏鬆症的有效替代療法，綠原酸透過Shp2/PI3K/Akt/cyclinD1途徑，促進成骨細胞前體的增殖和BMSCs的成骨細胞分化。

停經後婦女比較容易罹患骨質疏鬆症，主要的原因是停經後婦女缺乏女性荷爾蒙，因而造成骨質大量流失。以前的婦女年老時駝背或身高減低，以為是老化的必然現象，目前已知主要是骨質疏鬆造成的。骨質疏鬆的可怕之處，在於它是慢慢進行的，等發現時都已經很嚴重了。因此，骨質疏鬆症被稱為「隱形的殺手」。而綠原酸能促進成骨細胞前體的增殖，可能對於骨質疏鬆症有正面的效果。

綠原酸有可能對關節軟骨修復有幫助，Cheng（2018）[221]等實驗顯示，受損的軟骨具有非常低的再生潛力，導致需要尋求新的組織工程方法，以幫助治療軟骨缺陷，雖然已報導了各種方法，但目前尚無完善的治療方法。評估普通提取物綠原酸，作為軟骨細胞移殖的一部分，以及其對雛雞膝關節損傷模型的影響。首先，初始培養的軟骨細胞用於評估綠原酸對軟骨形成的影響，然後使用雞膝關節軟骨損傷模型，評估在藻酸鹽支架中，移殖含有軟骨細胞和綠原酸的複合物之後，軟骨功能恢復的狀況。進一步使用組織學分析，PCR和免疫印跡來理解潛在的機制。發現海藻酸鹽

中的60μM綠原酸對體外刺激軟骨形成具有顯著作用。

透過步態分析顯示，這些複合物的應用在21天後，加速了損傷誘導功能障礙的恢復。組織化學分析表明，在含有綠原酸複合物的存在下，血管形成異常較少，軟骨細胞增殖較多，軟骨基質合成也較多。因此綠原酸處理的移殖方面提高了Sox9和Col2a1的表現，這些表現負責促進軟骨的形成，同時這些複合物的應用可以抑制損傷部位的異常血管生成和纖維化。在有綠原酸的存在下，炎性細胞因子IL-1β，TNF-α，p-p65和MMPs表達水平升高，這可能是透過調節與Nrf2相關的細胞氧化還原穩態所引起的。研究表明，在藻酸鹽支架上結合軟骨細胞和綠原酸，可以改善受損關節軟骨的恢復。

改善肺纖維化

綠原酸有可能對肺纖維化有改善的可能性，根據Wang（2017）[222]等研究綠原酸對肺纖維化的抑制作用及體內外的機制，將30隻雄性BALB/C小鼠隨機分為5組：對照組，肺纖維化模型組，低，中，高劑量綠原酸組。肺動脈模型組小鼠腹腔滴注5.0mg/kg博萊黴素，博萊黴素給藥後，每天用綠原酸處理3個綠原酸組小鼠28天。使用HE染色觀察肺組織，分離並培養原發性肺成纖維細胞，透過即時PCR測定和蛋白質印跡法測定纖維化相關因子（α-SMA和I型膠原），以及ER應激標記物（CHOP和GRP78）的表達，同時測定其他ER應激信號通路因子PERK的表達，且透過蛋白質印跡法測定IRE-1，ATF-6和胱天蛋白酶-12，半胱天冬酶-9，半胱天冬酶-3，PARP的蛋白質水平。由TGF-β1誘導的RLE-6TN細胞，也用

於驗證體外研究中的改善效果。在體內和體外的研究中，TUNEL染色用於評估細胞凋亡。

綠原酸以劑量依賴的方式明顯能抑制膠原蛋白I，α-SMA，GRP78和CHOP的表達。與體內和體外纖維化組中的那些相比，在綠原酸組中觀察到，切割的胱天蛋白酶-12，胱天蛋白酶-9，半胱天冬酶-3的水平降低，以及未切割的PARP水平增加。而在體內研究中，綠原酸還可以顯著降低PERK的磷酸化水平和切割的ATF-6。MTT實驗表明，綠原酸可以增強TGFβ1誘導的RLE-6TN細胞的體外增殖。

結論細胞凋亡實驗表明了，綠原酸可以在體內和體外的研究中顯著抑制了細胞的凋亡，而且綠原酸可以透過體內和體外內質網應激的抑制，來抑制肺纖維化。

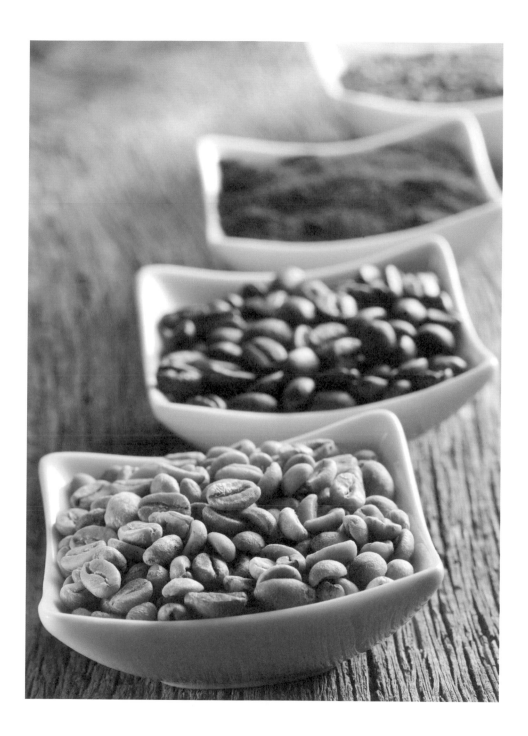

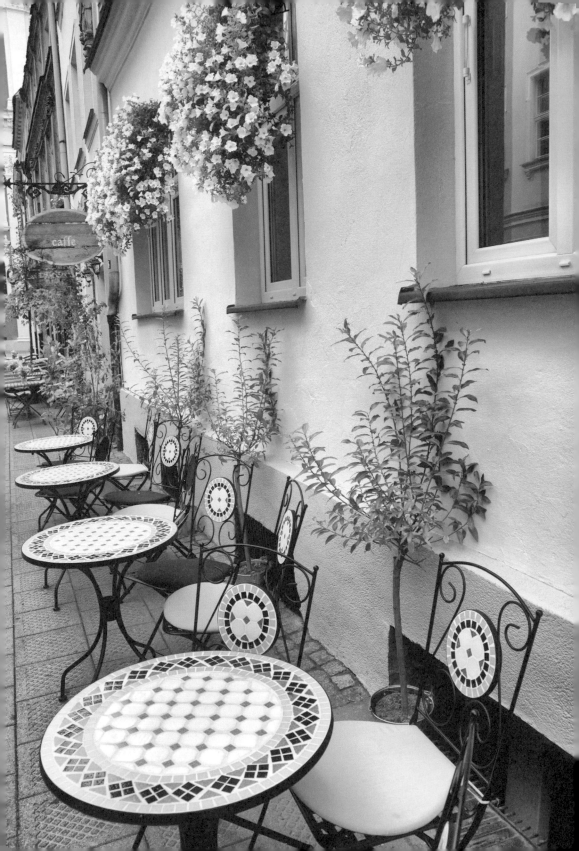

陸、結語

以前人們只要提到咖啡，通常第一觀感多半是負面的，認為會導致身體負擔與障礙。但隨著時間的變遷、科技的進步，醫療科學界為此打破迷思，逐漸出現各類平反論文與研究。一開始研究主軸多半傾向廣為人知的咖啡因，但從2011年開始，轉而研究以咖啡中所發現的多酚物質「綠原酸」，其研究論文不下上千篇。

近年來，台灣吹起一股從歐美風行而來的「綠咖啡」之潮，將保健、瘦身、美容產品中加入綠原酸成分，這是新時代的保健聖品。以下將重整歸納綠原酸的三大重點：

起源

綠原酸就是植化素之一，存在於許多蔬菜水果當中，如蘋果、茄子等蔬果；而它也是多酚的一種，常聽到兒茶素是茶多酚、紅酒內有紅酒多酚，而綠原酸就是從咖啡中所發現的多酚，雖然其他蔬果也含有此成分，但在咖啡中含量最高。這些多酚類都具有令人驚豔的抗氧化能力，被醫學證實對人體好處多多，建議天天攝取。因此人們除了均衡攝取五大蔬果外，更不忘多攝取這些豐富的植化素多酚。

優勢

目前國外有許多針對「綠原酸」的研究指出，綠原酸對於人體有一定的幫助，以下簡要提供各種研究得知的效益供讀者參考：

1. 保護眼睛——抗氧化、減少自由基
2. 改善糖尿病——抑制醣類吸收，調節血糖
3. 保護肝臟——抵抗身體組織的氧化壓力，抑制致癌物形成
4. 舒緩發炎——調節免疫力
5. 減重聖品——降低體脂肪、緊實小腹
6. 調節心血管疾病——降血脂、三高，增加血管力

7. 預防代謝症候群──促進新陳代謝

8. 美化肌膚──防止黑色素沈澱、保持肌膚彈性有光澤

9. 趕走疲勞──釋放壓力、情緒

含量

咖啡是所有食物中，擁有最多含量的綠原酸。綠原酸含量會因為不同烘焙程度而不同，輕焙最高，中焙次之，重烘焙則幾乎沒有。由此可見，綠原酸非常害怕高溫，所以含量的多寡與溫度有著極大的關係。

而綠原酸也是咖啡香氣的關鍵成分，透過烘焙產生化學反應使咖啡豆色澤改變以及釋放出獨特的香氣風味。

雖然綠原酸對人體的幫助，可從眾多研究中得知，但對台灣而言仍是個較不普遍的議題，因此筆者希望可以藉由此書拋磚引玉，讓更多民眾瞭解綠原酸的奧妙，享受這濃醇咖啡中的小小神奇力量。

註解索引

壹

1. 清・高丕第夫人，《造洋飯書》，〈雜類二五一〉，頁 52。節錄自柯伶蓁 (2011)。咖啡在近代中國的傳播與種植 (1830-1949)。Journal of Chinese Dierary Culture, 7.2: 35-78。

2. 顧炳權編著，上海洋場竹枝詞，頁 83。節錄自柯伶蓁 (2011)。咖啡在近代中國的傳播與種植 (1830-1949)。Journal of Chinese Dierary Culture, 7.2: 35-78。

3. 林楓 (2010)。臺灣的咖啡及其文化含意。Journal of Chinese Dietary Culture 6.1: 1-25。

貳

4. 岡希太郎著，李毓昭譯 (2017)。百藥之王：一杯咖啡的藥理學。台中市：晨星。

5. 王神寶 (2013)。健康喝咖啡—咖啡有益健康的神奇密碼。台中市：晨星出版。

6. 岡希太郎著，李毓昭譯 (2017)。百藥之王：一杯咖啡的藥理學。台中市：晨星。

參

7. Niggeweg, R.; Michael, A.J.; Martin, C.(2004) Engineering plants with increased levels of the antioxidant chlorogenic acid. Nat. Biotechnol. 22, 746-754.

8. Zhao, M.; Wang, H.; Yang, B.; Tao, H. (2010) Identification of cyclodextrin inclusion complex of chlorogenic acid and its antimicrobial activity. Food Chem. 120, 1138-1142.

9. Luo, H.-J.; Wang, J..-Z.; Chen, J.-F.; Zou, K. (2011) Docking study on chlorogenic acid as a potential H5N1 influenza A virus neuraminidase inhibiyor. Med. Chem. Res. 20, 554-557.

10. Karunanidhi, A.; Thomas, R.; van Belkum, A.; Neela, V. (2013) In vitro antiba cterial and antibiofilm activities of chlorogenic acid against clinical isolates if stenotrophomonas maltophilia including the trimethoprim/sulfamethoxazole resistant strain. Biomed. Res. Int. 2013, 392058.

11. Li, G.; Wang, X.; Xu, Y.; Zhang, B.; Xia, X. (2014) Antimicrobial effect and mode of action of chlorogenic acid on Staphhylococcus aureus. Eur. Food Res. Technol. 238, 589-596.

12. Vereshchagina, Y.V.; Bulgakov, V.P.; Grigorchuk, V.P.; Rybin, V.G.; Veremeichik, G.N.; Tchernoded, G.K.; Gorpenchenko, T.Y.; Koren, O.G.; Phan, N.H.T.; Minh, N.T.; et al. (2014) The rolC gene increases caffeoylquinic acid producyion in transformed antichoke cells. Appl. Microbiol. Biotechol. 98, 7773-7780.

13. Bhattacharyya, S.; Majhi, S. Saha, B.P.; Mukherjee, P.K. (2014) Chlorogenic acid-phospholipid complex improve protection against UVA induced oxidative stress. J. Photochem. Photobiol. B. 130, 293-298.

14. Lou, Z.; Wang, H.; Zhu, S.; Ma, C.; Wang, Z. (2011) Antibacterial activity and mechanism of action of chlorogenic acid. J. Food Sci. 76, M398-M403.

15. Jacobo-Velazquez, D.A.; Martinez-Hernandaz, G.B.; Roriquez, S.C.; Cao, C.-M.; Cisneros-Zevallos, L.(2011) Plants as biofactories: Physiological role of reactive oxygen species on the accumulation of phenolic antioxidants in carrot tissue under wounding and hyperoxia stress. J. Agric. Food Chem. 59, 6583-6593.

16. Becerra-Moreno, A.; Redondo-Gil, M.; Benavides, J.; Nair, V.; Cisneros-Zevallos, L.; Jacobo-Velazquez, D.A. (2015) Combined effect of water loss and wounding stress on gene activation of metabolic pathways associated with phenolic biosynthesis in carrot. Front. Plant Sci. 6, 1-15.

17. Santana-Galvez, J.; Perez-Carrillo, E.; Velazquez-Reyes, H.H.; Cisneros-Zevallos, L.; Jacobo-velazquez, D.A. (2016) Application of wounding stress to produce a nutraceutical-rich carrot powder ingredient and its incorporation to nixtamalized crorn flour tortillas. J. Funct. Foods, 27, 655-666.

18. Niggeweg, R.; Michael, A.J.; Martin, C.(2004) Engineering plants with increased levels of the antioxidant chlorogenic acid. Nat. Biotechnol. 22, 746-754.

19. Luo, H.-J.; Wang, J..-Z.; Chen, J.-F.; Zou, K. (2011) Docking study on chlorogenic acid as a potential H5N1 influenza A virus neuraminidase inhibiyor. Med. Chem. Res. 20, 554-557.

20. Karunanidhi, A.; Thomas, R.; van Belkum, A.; Neela, V. (2013) In vitro antibacterial

and antibiofilm activities of chlorogenic acid against clinical isolates if stenotrophomonas maltophilia including the trimethoprim/sulfamethoxazole resistant strain. Biomed. Res. Int. 2013, 392058.

21. Li, G.; Wang, X.; Xu, Y.; Zhang, B.; Xia, X. (2014) Antimicrobial effect and mode of action of chlorogenic acid on Staphhylococcus aureus. Eur. Food Res. Technol. 238, 589-596.

22. Bhattacharyya, S.; Majhi, S.; Saha, B.P.; Mukherjee, P.K. (2014) Chlorogenic acid-phospholipid complex improve protection against UVA induced oxidative stress. J. Photochem. Photobiol. B, 130, 293-298.

23. Niggeweg, R.; Michael, A.J.; Martin, C.(2004) Engineering plants with increased levels of the antioxidant chlorogenic acid. Nat. Biotechnol. 22, 746-754.

24. Jin, S.; Chang, C.; Zhang, L.; Liu, Y.; Huang, X.; Chen, Z. (2015) Chlorogenic acid improves late diabetes through adiponectin receptor signaling pathways in db/db mice. PLoS ONE, 10, e0120842.

25. Karunanidhi, A.; Thomas, R.; van Belkum, A.; Neela, V. (2013) In vitro antibacterial and antibiofilm activities of chlorogenic acid against clinical isolates if stenotrophomonas maltophilia including the trimethoprim/sulfamethoxazole resistant strain. Biomed. Res. Int. 2013, 392058.

26. Luo, H.-J.; Wang, J..-Z.; Chen, J.-F.; Zou, K. (2011) Docking study on chlorogenic acid as a potential H5N1 influenza A virus neuraminidase inhibiyor. Med. Chem. Res. 20, 554-557.

27. Li, G.; Wang, X.; Xu, Y.; Zhang, B.; Xia, X. (2014) Antimicrobial effect and mode of action of chlorogenic acid on Staphhylococcus aureus. Eur. Food Res. Technol. 238, 589-596.

28. Niggeweg, R.; Michael, A.J.; Martin, C.(2004) Engineering plants with increased levels of the antioxidant chlorogenic acid. Nat. Biotechnol. 22, 746-754.

29. Niggeweg, R.; Michael, A.J.; Martin, C.(2004) Engineering plants with increased levels of the antioxidant chlorogenic acid. Nat. Biotechnol. 22, 746-754.

30. Zhao, M.; Wang, H.; Yang, B.; Tao, H. (2010) Identification of cyclodextrin inclusion complex of chlorogenic acid and its antimicrobial activity. Food Chem, 120, 1138-1142.

31. Niggeweg, R.; Michael, A.J.; Martin, C.(2004) Engineering plants with increased levels of the antioxidant chlorogenic acid. Nat. Biotechnol. 22, 746-754.

32. Luo, H.-J.; Wang, J..-Z.; Chen, J.-F.; Zou, K. (2011) Docking study on chlorogenic acid as a potential H5N1 influenza A virus neuraminidase inhibiyor. Med. Chem. Res. 20, 554-557.

33. Torres-Contreras, A.M.; Nair, V.; Cisneros-Zevallos, L.; Jacobo-Velazquez, D.A. (2014) Effect of exogenous amylolytic enzymes on the accumulation of chlorogenic acid isomers in wounded potato tubers. J. Agric. Food Chem. 62, 7671-7675.

34. Torres-Contreras, A.M.; Nair, V.; Cisneros-Zevallos, L.; Jacobo-Velazquez, D.A. (2014) Plants as biofactories: Stress-induced production of chlorogenic acid isomers in potato tubers as affected by wounding intensity and storage time. Ind. Crops Prod., 62, 61-66.

35. Karunanidhi, A.; Thomas, R.; van Belkum, A.; Neela, V. (2013) In vitro antibacterial and antibiofilm activities of chlorogenic acid against clinical isolates if stenotrophomonas maltophilia including the trimethoprim/sulfamethoxazole resistant strain. Biomed. Res. Int. 2013, 392058.

36. Bhattacharyya, S.; Majhi, S.; Saha, B.P.; Mukherjee, P.K. (2014) Chlorogenic acid-phospholipid complex improve protection against UVA induced oxidative stress. J. Photochem. Photobiol. B, 130, 293-298.

37. Niggeweg, R.; Michael, A.J.; Martin, C.(2004) Engineering plants with increased levels of the antioxidant chlorogenic acid. Nat. Biotechnol. 22, 746-754.

38. Niggeweg, R.; Michael, A.J.; Martin, C.(2004) Engineering plants with increased levels of the antioxidant chlorogenic acid. Nat. Biotechnol. 22, 746-754.

39. Fiamegos, Y.C.; Kastritis, P.L.; Exarchou, V.; Han, H.; Bonvin, A.M.J.J.; Vervoort, J.; Lewis, K.; Hamblin, M.R.; Tegos, G.P. (2011) Antimicrobial and efflux pump inhibitory activity of caffeoylquinic acids from Artemisia absinthium against Gram-positive pathogenic bacteria. PLoS ONE, 6, e18127.

肆

40. Lafay S., Gil-Izquierdo A., Manach C., et al. (2006) Chlorogenic acid is absorbed in its intact form in the stomach of rats. [J] J Nutr, 136:1192.

41. Benalla W., Bellahcen S., Bnouham M., (2010) Antidiabetic medicinal plants as a source of alpha glucosidase inhibitors. Curr Diabetes Rev. 2010 Jul;6(4):247-54.

42. Tunnicliffe J.M., Eller L.K., Reimer R.A., Hittel D.S., Shearer J., (2011) Chlorogenic acid differentially affects postprandial glucose and glucose-dependent insulinotropic polypeptide response in rats. Appl Physiol Nutr Metab. 2011

Oct;36(5):650-9.

43. Stalmach A, Steiling H, Williamson G, et al. Bioavailability of chlorogenic acids following acute ingestion of coffee by humans with an ileostomy[J]. Arch Biochem Biophys, 2010, 501(1): 98-105.

44. Olthof M R, Hollman P C H, Katan M B. Chlorogenic acid and caffeic acid are absorbed in humans[J]. Nutrients, 2001, 131(1): 66-71.

45. Stalmach A, Steiling H, Williamson G, et al. Bioavailability of chlorogenic acids following acute ingestion of coffee by humans with an ileostomy[J]. Arch Biochem Biophys, 2010, 501(1): 98-105.

46. Aleksandra D C. The inhibitory effect of polyphenols on human gut microbiota[J]. J Phys Pharm, 2012, 63(5): 497-503.

47. Johanna W L, Chang J L. Interindividual differences in phytochemical metabolism and disposition[J]. Semin Cancer Biol, 2007, 17(5): 347-353.

48. Andreas R R, Jeremy P E S, Gunter K, et al. Novel biomarkers of the metabolism of caffeic acid derivatives in vivo[J]. Free Radic Biol Med, 2001, 30(11): 1213-1222.

49. Monteiro M, Farah A, Perrone D, et al. Chlorogenic acid compounds from coffee are differentially absorbed and metabolized in humans[J]. J Nutr, 2007, 137(10): 2196-2201.

50. Rio D D, Stalmach A, Calani L, et al. Bioavailability of coffee chlorogenic acids and green tea flavan-3-ols[J]. Nutrients, 2010, 2(8): 820-833.

51. Jeremy P E S, George C, Ruksana C, et al. The small intestine can both absorb and glucuronidate luminal flavonoids[J]. FEBS Lett, 1999, 458(2): 224-230.

52. Azuma K., Ippoushi K., Nakayama M., et al. Absorption of chlorogenic acid and caffeic acid in rats after oral administration. [J]. J Agric Food Chem, 48(11):5496.

53. Andreasen M. F., Kroon P. A., Williamson G., et al. Esterase activity able to hydrolyze dietary antioxidant hydroxycinnamates is distributed along the intestine of mammals. [J] J Agric Food Chem, 49:5679.

54. Stalmach A., Steiling H., Williamson G., et al. (2010) Bioavailability of chlorogenic acids following acute ingestion of coffee by humans with an ileostomy. [J]. Arch Biochem Biophys, 501:98.

55. Olthof M.R., Hollman P.C., Katan M.B, (2001) Chlorogenic acid and caffeic acid are absorbed in humans. [J]. J Nutr, 131:66.

56. Stalmach A., Steiling H., Williamson G., et al. (2010) Bioavailability of chlorogenic acids following acute ingestion of coffee by humans with an ileostomy. [J]. Arch Biochem Biophys, 501:98.

57. Stalmach A., Steiling H., Williamson G., et al. (2010) Bioavailability of chlorogenic acids following acute ingestion of coffee by humans with an ileostomy. [J]. Arch Biochem Biophys, 501:98.

58. Monteiro M., Farah A., Perrone D., at al. (2007) Chlorogenic acid compounds from coffee are differentially absorbed and metabolized in humans [J]. J Nutr, 137(10):2196.

59. Azuma K., Ippoushi K., Nakayama M., et al. Absorption of chlorogenic acid and caffeic acid in rats after oral administration. [J]. J Agric Food Chem, 48(11):5496.

60. Geoff W. Plumb, Maria T. Garcia-Conesa, Paul A. Kroom, et al. (1999) Metabolism of chlorogenic acid by human plasma, liver, intestine and gut microflora. [J]. J Sci Food Agric, 79:390.

61. Johanna W L, Chang J L. Interindividual differences in phytochemical metabolism and disposition[J]. Semin Cancer Biol, 2007, 17(5): 347-353.

62. Francisco T B, Roc G V, Andrea Q, et al. In vitro transformation of chlorogenic acid by human gut microbiota[J]. Mol Nutr Food Res, 2014, 58(5): 1122-1131.

63. Stalmach A, Steiling H, Williamson G, et al. Bioavailability of chlorogenic acids following acute ingestion of coffee by humans with an ileostomy[J]. Arch Biochem Biophys, 2010, 501(1): 98-105.

64. Rio D D, Stalmach A, Calani L, et al. Bioavailability of coffee chlorogenic acids and green tea flavan-3-ols[J]. Nutrients, 2010, 2(8): 820-833.

65. Johanna W L, Chang J L. Interindividual differences in phytochemical metabolism and disposition[J]. Semin Cancer Biol, 2007, 17(5): 347-353.

66. Couteau D, McCartneyl A L, Gibson1 G R, et al. Isolation and characterization of human colonic bacteria able to hydrolyse chlorogenic acid[J]. J Appl Microbiol, 2001, 90(6): 873-881.

67. 謝岑, 鐘大放, 陳笑豔. 鑒定大鼠注射綠原酸後體內的代謝產物 [J]. 藥學學報, 2011, 46(1): 88-95.

68. Rio D D, Stalmach A, Calani L, et al. Bioavailability of coffee chlorogenic acids and green tea flavan-3-ols[J]. Nutrients, 2010, 2(8): 820-833.

69. Couteau D, McCartneyl A L, Gibson1 G R, et al. Isolation and characterization of human colonic bacteria able to hydrolyse chlorogenic acid[J]. J Appl Microbiol, 2001, 90(6): 873-881.

70. Gonthier M P, Verny M A, Besson C, et al. Chlorogenic acid bioavailability largely depends on its metabolism by the gut microflora in rats[J]. Nutr Metab, 2003, 133(6): 1853-1859.

71. Plumb G W, Kroon P A, Rhodes M, et al. Metabolism of chlorogenic acid by

human plasma, liver, intestine and gut microflora[J]. J Sci Food Agric, 1999, 79(3): 390-392.

72. Rio D D, Stalmach A, Calani L, et al. Bioavailability of coffee chlorogenic acids and green tea flavan-3-ols[J]. Nutrients, 2010, 2(8): 820-833.

73. Ludwig A I, Pena M P, Cid C, et al. Catabolism of coffee chlorogenic acids by human colonic microbiota[J]. Bio Factors, 2013, 39(6): 623-632.

74. Rio D D, Stalmach A, Calani L, et al. Bioavailability of coffee chlorogenic acids and green tea flavan-3-ols[J]. Nutrients, 2010, 2(8): 820-833.

75. Ludwig A I, Pena M P, Cid C, et al. Catabolism of coffee chlorogenic acids by human colonic microbiota[J]. Bio Factors, 2013, 39(6): 623-632.

76. Adamson R H, Bridges J W, Evans M E, et al. Species differences in the aromatization of quinic acid in vivo and the role of gut bacteria[J]. Biochem J, 1970, 116(3): 433-437.

77. Ludwig A I, Pena M P, Cid C, et al. Catabolism of coffee chlorogenic acids by human colonic microbiota[J]. Bio Factors, 2013, 39(6): 623-632.

78. Adamson R H, Bridges J W, Evans M E, et al. Species differences in the aromatization of quinic acid in vivo and the role of gut bacteria[J]. Biochem J, 1970, 116(3): 433-437.

79. Gonthier M P, Verny M A, Besson C, et al. Chlorogenic acid bioavailability largely depends on its metabolism by the gut microflora in rats[J]. Nutr Metab, 2003, 133(6): 1853-1859.

80. Gonthier M P, Remesy C, Scalbert A, et al. Microbial metabolism of caffeic acid and its esters chlorogenic and caftaric acids by human faecal microbiota in vitro[J]. Biomed Pharmacother, 2006, 60(9): 536-540.

81. M. Naveed, V.Hejazi, M.Abbas, A.A.Kamboh, G.J.Khan, M.Shumzaid, F.Ahmad, D.Babazadeh, F.F.Xia, M.G.Faezeh, W.Li, X.H.Zhou, Biomedicine & Pharmarcotherapy, 97 (2018) 67-74.

82. A.Maalik, S.M.Bukhari, A.Zaidi, K.H.Shah and F.A.Khan, Acta Poloniae Pharmaceutica-Drug Research, 73(4) (2016) 851-854, Chlorogenic acid: a pharmacologically potent molecule.

83. Rio D D, Stalmach A, Calani L, et al. Bioavailability of coffee chlorogenic acids and green tea flavan-3-ols[J]. Nutrients, 2010, 2(8): 820-833.

84. Stalmach A, Mullen W, Barron D, et al. Metabolite profiling of hydroxycinnamate derivatives in plasma and urine after the ingestion of coffee by humans: identification of biomarkers of coffee consumption[J]. Drug Metab Dispos, 2009, 37(8): 1749-1758.

85. Monteiro M, Farah A, Perrone D, et al. Chlorogenic acid compounds from coffee are differentially absorbed and metabolized in humans[J]. J Nutr, 2007, 137(10): 2196-2201.

86. Wittemer S M, Ploch M, Windeck T, et al. Bioavailability and pharmacokinetics of caffeoylquinic acids and flavonoids after oral administration of artichoke leaf extracts in humans[J]. Phytomedicine, 2005, 12(1/2): 28-38.

伍

87. Liang, N.; Kitts, D.D. (2016) Role of chlorogenic acids in controlling oxidative and inflammatory stress conditions. Nutrients, 8, 16.

88. Liang, N.; Kitts, D.D. (2016) Role of chlorogenic acids in controlling oxidative and inflammatory stress conditions. Nutrients, 8, 16.

89. Jiang, Y.; Kusama, K.; Satoh, K.; Takayama, F.; Watanabe, S.; Sakagami, (2000) Induction of cytotoxicity by chlorogenic acid in human oral tumor cell lines. Phytomedicine, 7, 483-491.

90. Yagasaki, K.; Miura, Y.; Okauvhi, R.; Furuse, T. (2000) Inhibitory effects of chlorogenic acid and its related compounds on the invasion of hepatoma cells in culture. Cytotechnology, 33, 229-235.

91. Belkaid, A.; Currie, J.C.; Desgagnes, J.; Annabi, B. (2006) The chemopreventive properties of chlorogenic acid reveal a potential new role for the microsomal glucose-6-phosphate translocase in brain tumor progression. Cancer Cell Int., 6, 7.

92. Noratto, G.; Porter, W.; Byrne, D.; Cisneros-Zevallos, L. (2009) Identifying peach and plum polyphenols with chemopreventive potential against estrogen-independent breast cancer cells. J. Agric. Food Chem., 57, 5219-5226.

93. Liu, Y.J.; Zhou, C.Y.; Qiu, C.H.; Lu, X.M.; Wang, Y.T. (2013) Chlorogenic acid induced apoptosis and inhibition of proliferation in human acute promyelocytic leukemia HL-60 cells. Mol. Med. Rep., 8, 1106-1110.

94. Meng, S.; Cao, J.; Feng, Q.; Peng, J.; Hu, Y. (2013) Roles of chlorogenic acid on regulating glucose and lipids metabolism: A review. Evid. Based Complement. Alternet. Med. 2013, 801457.

95. Meng, S.; Cao, J.; Feng, Q.; Peng, J.; Hu, Y. (2013) Roles of chlorogenic acid on regulating glucose and lipids metabolism: A review. Evid. Based Complement. Alternet. Med. 2013, 801457.

96. Zhao, Y.; Wang, J.; Ballevre, O.; Luo, H.; Zhang, W. (2012) Antihypertensive effects and mechanisms of chlorogenic acids. Hypertens. Res., 35, 370-374.

97. Lee, K.; Lee, J.-S.; Jang, H.-J.; Kim, S.-M.; Chang, M.S.; Park, S.H.; Kim, K.S.; Bae, J.; Park, J.-W.; Lee, B.; et al. (2012) Chlorogenic acid ameliorates brain damage and edema by inhibiting matrix metalloproteinase-2 and 9 in a rat model of focal cerebral ischemia. Eur. J. Pharmacol., 689, 89-95.

98. Aseervatham, g.S.B.; Suryakala, U.; Doulethuisha; Sundaram, S.; Bose, P.C.; Sivasudha, T. (2016) Expression pattern of NMDA receptors reveals antiepileptic potential of apigenin 8-C-glucoside and chlorogenic acid in pilocarpine induced epileptic mice. Biomed. Pharmacother., 82, 54-64.

99. Dhingra, D.; Gahalain, N. (2016) Reversal of reserpine-induced orofacial dyskinesia by chlorogenic acid in rats. Pharmacologia, 7, 272-277.

100. J.Jiang, Z.Zhang, J.Zhao, Y.Liu, Food Chemistry 268 (2018) 334-341, The effect of non-covalent interaction of chlorogenic acid with whey protein and casein on physicochemical and radical-scavenging activity of in vitro protein digests.

101. Revuelta-Iniesta R., Al-Dujaili E.A.S., (2014) Consumption of green coffee reduces blood pressure and body composition by influencing 11 β-HSD1 enzyme activity in healthy individuals: a pilot crossover study using green and black coffee. Biomed Res Int. 2014:482704.

102. Bouayed J., Rammal H., Dicko A., Younos C., Soulimani R., (2007) Chlorogenic acid, a polyphenol from Prunus domestica (Mirabelle), with coupled anxiolytic and antioxidant effects. J Neurol Sci 2007 Nov 15:262(1-2):77-84.

103. Eamon P. Rafferty, Alastair R. Wylie, Chris T. Elliott, Olivier P. Chevallier, David J. Grieve, Brian D. Green, (2011) In vitro and in vivo effects of natural putative secretagogues of glucagon-like peptide-1(GLP-1). Sci Pharm. 2011 Jul-Sept; 79(3):615-621.

104. Cho A.S., Jeon S.M., Kim M.J., Yeo J., Seo K.I., Choi M.S., Lee M.K., (2010) Chlorogenic acid exhibits anti-obesity property and improves lipid metabolism in high-fat diet-induced-obese mice. Food Chem Toxicol. 2010 Mar;48(3):937-43.

105. Shengxi Meng, Jianmei Cao, Qin Feng, Jinghua Peng, Yiyang Hu, (2013) Roles of chlorogenic acid on regulating glucose and lipids metabolism: a review. Evid Based Complement Alternat Med. 2013:801457.

106. Cho A.S., Jeon S.M., Kim M.J., Yeo J., Seo K.I., Choi M.S., Lee M.K., (2010) Chlorogenic acid exhibits anti-obesity property and improves lipid metabolism in high-fat diet-induced-obese mice. Food Chem Toxicol. 2010 Mar;48(3):937-43.

107. Shengxi Meng, Jianmei Cao, Qin Feng, Jinghua Peng, Yiyang Hu, (2013) Roles of chlorogenic acid on regulating glucose and lipids metabolism: a review. Evid

Based Complement Alternat Med. 2013:801457.

108. Neal D. Freedman, Ph.D., Yikyung Park, Sc.D., Christian C. Abnet, Ph.D., Albert R. Hollenbeck, Ph.D., and Rashmi Sinha, Ph.D., Association of Coffee Drinking with Total and Cause-Specific Mortality. N Engl J Med 2012; 366:1891-1904, DOI: 10.1056/NEJMoa1112010. 文 章 擷 取 自 https://www.nejm.org/doi/full/10.1056/NEJMoa1112010，擷取時間 2019 年 4 月 2 日。

109. Kwon S.H., Lee H.K., Kim J.A., Hong S.I., Kim H.C., Jo T.H., Park Y.I., Lee C.K., Kim Y.B., Lee S.Y., Jang C.G., (2010) Neuroprotective effects of chlorogenic acid on scopolamine-induced amnesia via anti-acetylcholinesterase and anti-oxidative activities in mice. Eur J Pharmacol. 2010 Dec 15;649(1-3):210-7.

110. O'Keefe JH, Bhatti SK, Patil HR, DiNicolantonio JJ, Lucan SC, Lavie CJ., Effects of habitual coffee consumption on cardiometabolic disease, cardiovascular health, and all-cause mortality., J Am Coll Cardiol., 2013 Sep 17; 62(12):1043-1051. doi: 10.1016/j.jacc.2013.06.035. Epub 2013 Jul 17.

111. I.Onakpoya, E.Spencer, M.Thompson and C.Heneghan, Journal of Human Hypertension, 29 (2015) 77-81, The effect of chlorogenic acid on blood pressure:systematic review and meta-analysis of randomized clinical trials.

112. Y.Zhao, J. Wang, O.Ballevre, H.Luo and W.Zhang, Hypertension Research, (2011), 1–5, Antihypertensive effects and mechanisms of chlorogenic acids.

113. H.V.Sudeep, K.Venkatakrishna, P.Dipak and K.Shyamprasad, BMC Complementary and Alternative Medicine, 16 (2016) 274-278, Biomechanism of chlorogenci acid complex mediated plasma free fatty acid metabolism in rat liver.

114. Kozuma K., Tsuchiya S., Kohori J., Hase T., Tokimitsu I., (2005) Antihypertensive effect of green coffee bean extract on mildly hypertensive subjects. Hypertens Res. 2005 Sept;28(9):711-8.

115. Watanabe T., Arai Y., Mitsui Y., Kusaura T., Okawa W., Kajihara Y., Saito I., (2006) The blood pressure-lowering effect and safety of chlorogenic acid from green coffee bean extract in essential hypertension. Clinical and Experimental Hypertension 28(5):439-49.

116. Kajilawa M., Maruhashi T., Hidaka T., Nakano Y., Kurisu S., Matsumoto T., Iwamoto Y., Kishmoto S., Matsui S., Aibara Y., Yusoff F.M., Kihara Y., Chayama K., Goto C., Noma K., Nakashima A., Watanabe T., Tone H., Hibi M., Osaki N., Katsuragi Y., Higashi Y., (2018) Coffee with a high cotent of chlorogenic acids and low content of hydroxyhydroquinone improves postprandial endothelial dysfunction in patients with borderline and stage 1 hypertension. Eur J Nutr. 2012 Jan 12.

117. Watanabe T., Arai Y., Mitsui Y., Kusaura T., Okawa W., Kajihara Y., Saito I.,

(2006) The blood pressure-lowering effect and safety of chlorogenic acid from green coffee bean extract in essential hypertension. Clin Exp Hypertens. 2006 Jul;28(5):439-49.

118. Ochiai R., Jokura H., Suzuki A., Tokimitsu I., Ohishi M., Komai N., Rakugi H., Ogihara T., (2004) Green coffee bean extract improves human vasoreactivity. Hypertens Res. 2004 Oct;27(10):731-7.

119. Suzuki A., Yamamoto N., Jokura H., Yamamoto M., Fujii A., Tokimitsu I., Saito I., (2006) Chlorogenic acid attenuates hypertension and improves endothelial function in spontaneously hypertensive rats. J Hypertens. 2006 Jun;24(6):1065-73.

120. World Health Organization (WHO) Fact Sheet 311. Geneva: WHO; 2011.

121. 王神寶 (2015)。健康喝咖啡【增訂版】。台中市：晨星。

122. 岡希太郎著，李毓昭譯 (2017)。百藥之王：一杯咖啡的藥理學。台中市：晨星。

123. Vinson, Joe A., Burnham, Bryan R., and Nagendram, Mysore V.(2012). Randomized, double-blind, placebo-controlled, linear dose, crossover study to evaluate the efficacy and and safety of a green coffee bean extract in overweight subjects. Diabetes Metab Syndr Obes, 5 :21-27.

124. Thom E. A randomized,(2000) double-blind, placebo-controlled trial of a new weight-reducing agent of natural origin. J Int Med Res. 28:229–233.

125. Dellaibera B, Lemaire S, Lafay S. Svetol,(2006) green coffee extract, induces weight loss and increases the lean to fat mass ratio in volunteers with overweight problem. Phytotherapie. 4:194–197.

126. Bakuradze T, Boehm N, Janzowski C, et al.(2011) Antioxidant-rich coffee reduces DNA damage, elevates glutathione status and contributes to weight control: results from the intervention study. Mol Nutr Food Res. 55 :793–797.

127. Manavaski N, Peters U, Brettschneider R, Oldenburg M, (2012) Identification, expression and Immunore activity of the first coffee allergen, Int. Arch Allergy Immunol. 159(3):235-42.

128. R.Buchanan, R.D.Beckett, Journal of Evidence-Based Complementary & Alternative Medicine, 18(4) (2013) 309-313, Green coffee for pharmacological weight loss.

129. K.Watanabe, T.F.Yamaguchi, T.Kusaura, H.Hashimoto, Y.Iwano, M.Katashima and Y.Furui, Nutrafoods, 13 (2014) 103-111, Consumer health benefits of habitual consumption of chlorogenic acid-enriched coffee: a large single-arm study.

130. H.E.Ghadieh, Z.N.Smiley, M.W.Kopfman, M.G.Najjar, M.J.Hake and S.M.Najjar, Nutrition & Metabolism, 12 (2015) 19-25, Chlorogenic acid/chromium

supplement rescues diet-induced insulin resistance and obesity in mice.

131. Y.Ma, M.Gao and D.Liu, Pharm Res, 32 (2015) 1200-1209, Chlorogenic acid improves high fat diet-induced hepatic steatosis and insulin resistance in mice.

132. Van Dijk A.E., Olthof M.R., Meeuse J.C., Seebus E., Heine R.J., van Dam R.M., (2009) Acute effects of decaffeinated coffee and the major coffee components chlorogenic acid and trigonelline on glucose tolerance. Diabetes Care. 2009 Jun;32(6):1023-5.

133. Thom E., (2007) The effect of chlorogenic acid enriched coffee on glucose absorption in healthy volunteers and its effect on body mass when used long-term in overweight and obese people. J Int Med Res. 2007 Nov-Dec;35(6):900-8.

134. A. H. Lee, L. B. Tan, N. Hiramatsu, A. Ishisaka, H. Alfonso, A. Tanaka, N. Uemura, Y. Fujiwara, R. Takechi, (2016) Plama concentrations of coffee polyphenols and plasma biomarkers of diabetes risk in healthy Japanese women. Nutr Diabetes. 2016 Jun; 6(6): e212.

135. Vinson J.A., Burnham B.R., Nagendran M.V., (2012) Randomized, double-blind, placebo-controlled, linear dose, crossover study to evaluate the efficacy and safety of a green coffee bean extract in overweight subjects. Diabetes Metab Syndr Obes. 2012;5:21-7.

136. Cho, A.S.; Jeon, S.M.; Kim, M.J.; Yeo, J.; Seo, K.I.; Choi, M.S.; Lee, M.K. (2010) Chlorogenic acid exhibits anti-obesity property and improves lipid metabolism in high-fat diet-induced-obese mice. Food Chem. Toxicol., 48, 937-943.

137. Shimoda H., Seki E., Aitani M., (2006). Inhibitory effect of green coffee bean extract on fat accumulation and body weight gain in mice. BMC Complementary and Alternative Medicine 6:1-9.

138. Shasha Jin, Cuiqing Chang, Lantao Zhang, Yang Liu, Xianren Huang, Zhimin Chen, (2015) Chlorogenic acid improves late diabetes through adiponectin receptor signaling pathwarys in db/db mice. PLos One. 2015; 10(4): e0120842.

139. Cho A.S., Jeon S.M., Kim M.J., Yeo J., Seo K.I., Choi M.S., Lee M.K., (2010) Chlorogenic acid exhibits anti-obesity property and improves lipid metabolism in high-fat diet-induced-obese mice. Food Chem Toxicol. 2010 Mar;48(3):937-43.

140. Karthikesan K., Pari L., Menon V.P., (2010) Combined treatment of tetrahydrocurcumin and chlorogenic acid exerts potential antihyperglycemic effect on streptozotocin-nicotinamide-induced diabetic rats. Gen Physiol Biophys. 2010 Mar;29(1):23-30.

141. Rodriguez de Sotillo DV, Hadley M.(2002) Chlorogenic acid modifies plasma and liver concentrations of: cholesterol, triacylglycerol, and minerals in (fa/fa)

Zucker rats. J Nutr Biochem, 13 :717-26.

142. Clifford MN.(2000) Chlorogenic acid and other cinnamates—nature, occurrence, dietary burden, absorption and metabolism. J Sci Food Agric , 80 :1033-43.

143. Arion WJ, Canfield WK, Ramos FC, et al.(1997) Chlorogenic acid and hydroxynitrobenzaldehyde: new inhibitors of hepatic glucose 6-phosphatase. Arch Biochem Biophys , 339 :315-22.

144. Johnston KL, Clifford MN, Morgan LM.(2003) Coffee acutely modifies gastrointestinal hormone secretion and glucose tolerance in humans: glycemic effects of chlorogenic acid and caffeine. Am J Clin Nutr, 78: 728-33.

145. Vinson, Joe A.(2005). Coffee is Number One Source of Antioxidants. American Chemical Society, Public Release: 28-AUG-2005, EurekAlert! The Global Source for Science News. 擷取自網路文章 https://www.eurekalert.org/pub_releases/2005-08/acs-cin081905.php，擷取日期 2019 年 4 月 2 日。

146. 王神寶 (2015)。健康喝咖啡【增訂版】。台中市：晨星。

147. Lv, X. et al. Caffeine protects against alcoholic liver injury by attenuating inflammatory response and oxidative stress. Inflamm Res 59, 635-645, (2010).

148. Boettler, U. et al. Coffees rich in chlorogenic acid or N-methylpyridinium induce chemopreventive phase II-enzymes via the Nrf2/ARE pathway in vitro and in vivo. Mol Nutr Food Res 55, 798-802, (2011).

149. Li, S. et al. Chlorogenic acid protects MSCs against oxidative stress by altering FOXO family genes and activating intrinsic pathway. Eur J Pharmacol 674, 65-72, (2012)

150. Pavlica, S. & Gebhardt, R. Protective effects of ellagic and chlorogenic acids against oxidative stress in PC12 cells. Free Radic Res 39, 1377-1390, (2005).

151. Higgins, L. G., Cavin, C., Itoh, K., Yamamoto, M. & Hayes, J. D. Induction of cancer chemopreventive enzymes by coffee is mediated by transcription factor Nrf2. Evidence that the coffee-specific diterpenes cafestol and kahweol confer protection against acrolein. Toxicol Appl Pharmacol 226, 328-337, (2008).

152. Tajik N., Tajik M., Mack I., Enck P., (2017) The potential effects of chlorogenic acid, the main phenolic components in coffee, on health: a comprehensive review of the literature. Eur J Nutr. 2017 Oct; 56(7):2215-2244.

153. Cropley V., Croft R., Siber B., Neale C., Scholey A., Stough C., Schmitt J., (2012) Does coffee enriched with chlorogenic acids improve mood and cognition after acute administration in healthy elderly? A pilot study. Psychopharmacology (Berl). 2012 Feb;219(3):737-49.

154. David A. Camfield, Beata Y. Silber, Andrew B. Scholey, Karen Nolidin, Antionette

Goh, Con Stough, (2013) A randomized placebo-controlled trial to differentiate the acute cognitive and mood effects of chlorogenic acid from decaffeinated coffee. PLoS One. 2013; 8(12): e82897.

155. Yadav M., Kaushik M., Roshni R., Reddy P., Mehra N., Jain V., Rana R., (2017) Effect of green coffee bean extract on streptococcus mutans count: a randomized control trial. J Clin Diagn Res. 2017 May;11(5):ZC68-ZC71.

156. Lou Z., Wang H., Zhu S., Ma C., Wang Z., (2011) Antibacterial activity and mechanism of action of chlorogenic acid. J Food Sci. 2011 Aug;76(6):M398-403.

157. 朱燕、房李艷、趙亞洲、劉軍海 (2018)。綠原酸的應用及其研究熱點。技術裝備，農產品加工業，p.34-37。

158. 王學兵、魏戰勇、崔保安等 (2008)。綠原酸的提取及其對豬細小病毒的體外作用研究。[J] 中國畜牧獸醫，35(12):123-125。

159. 盛卸晃、劉文謙、薛霞 (2008)。綠原酸體外抗單純皰疹病毒作用。[J] 中國天然藥物，6(3):232-234。

160. 岡希太郎著，李毓昭譯 (2017)。百藥之王：一杯咖啡的藥理學。台中市：晨星。

161. 黃紹重 (2006)。綠原酸的提取及應用。[J] 應用化工，35(6):467-469。

162. 朱燕、房李艷、趙亞洲、劉軍海 (2018)。綠原酸的應用及其研究熱點。技術裝備，農產品加工業，p.34-37。

163. 劉靜、徐小平、張潔 (2008)。綠原酸在兔體內對 CA4P 藥動學的影響。[J] 中國藥學雜誌，43(4):297-299。

164. Huang M.T., Smart R.C., Wong C.Q., Conney A.H., (1988) Inhibitory effect of curcumin, chlorogenic acid, caffeic acid, and ferulic acid on tumor promotion in mouse skin by 12-O-tetradecanoylphorbol-13-acetate. Cancer Res. 1988 Nov 1;48(21):5941-6.

165. Carol Bernstein, Hana Holubec, Achyut K. Bhattacharyya, Huy Nguyen, Claire M. Payne, Beryl Zaitlin, Harris Bernstein, (2011) Carcinogenicity of deoxycholate, a secondary bile acid. Arch Toxicol. 2011 Aug; 85(8): 863–871.

166. 田偉、豆亞偉、王宏濤 (2016)。綠原酸誘導肺癌細胞凋亡及其機制研究。[J]. 解放軍預防醫學雜誌 34(6):854-857。

167. 劉馨、陳曉群、李佳 (2010)。綠原酸對 MCF-7 細胞增殖的影響及機制探討。[J]. 山東醫藥，50(47):12-14。

168. 葉曉林、劉艷、邱果 (2012)。綠原酸對小鼠 EMT-6 乳腺癌抑制作用研究。[J]. 中藥藥理與臨床，28(1):51-52。

169. Lee W. J. (2006) Inhibition of DNA methylation by caffeic acid and chlorogenic acid, two common caterchol-containing coffee polyphenols. [J]. Carcinogenesis,

27(2):269-277.

170. 蕭海容、劉艷、孫秋艷 (2012)。綠原酸抗小鼠 CT26 結腸癌作用的研究。[J]. 華西藥學雜誌，27(3):269-271。

171. Hou N., Liu N., Han J., et al. (2016) Chlorogenic acid induces reactive oxygen species generation and inhibits the viability of human colon cancer cells. [J]. Anti-Cancer Drugs, 5(1):1-7.

172. Dos Santos, M.D.; Almeida, M.C.; Lopes, N.P.; de Souza, G.E.P. (2006) Evaluation of the anti-inflammatory, analgesic and antipyretic activities of the natural polyphenol chlorogenic. Biological and Pharmaceutical Bulletin. 29(11): 2236-2240.

173. 劉馨、陳曉群、李佳 (2010)。綠原酸對 MCF-7 細胞增殖的影響及機制探討。[J]. 山東醫藥，50(47):12-14。

174. Deca S.J., Gorai S., Manna D., et al. (2017) Evidence of PKC binding and translocation to explain the anticancer mechanism of chlorogenic acid in breast cancer cells. [J]. Curr Mol Med, 17(1):79-89.

175. Ren T., Wang Y.A., Wang C. H., et al.(2017) Isolation and identification of human metabolites from a novel anti-tumor candidate drug 5-chlorogenic acid injection by HPLC-HRMS/MSn and HPLC-SPE-NMR. [J]. Anal Bioanal Chem, 409(30):7035-7048.

176. Yan Y., Li J., Han J., et al. (2015) Chlorogenic acid enhances the effects of 5-fluorouracil in human hepatocellular carcinoma cells through the inhibition of extracellular signal-regulated kinases. [J]. Anti-cancer Drugs, 26(5):540-546.

177. Lee M.S., Lee S.O., Kim K.R., at al. (2017) Sphingosine kinase-1 involves the inhibitory action of HIF-1 by chlorogenic acid in hypoxic DU145 cells. [J]. Int Mol Sci, 18(10):325-338.

178. Y.Yan, N.Liu, N.Hou, L.Dong, J.Li, Journal of Nutritional Biochemictry, 46 (2017) 68-73, Chlorogenic acid inhibits hepatocellular carcinoma in vitro and in vivo.

179. 劉丹、王佳賀 (2018)。柴胡皂苷腫瘤作用機制的研究進展。[J]. 現代藥物與臨床，33(1):203-208。

180. Park J.J., Hwang S.J., Park J.H., et al. (2015) Chlorogenic acid inhibits hypoxia-induced angiogenesis via down-regulation of the HIF-1 α /Akt pathway. [J]. Cell Oncol, 23(6):1-8。

181. Zhong T., Piao L. H., Kim H.J., et al. (2017) Chlorogenic acid-enriched extract of Ilex kudingcha C. J. tseng tnhibits angiogenesis in zebrafish. [J]. J Med Food, 20(12):1160-1167.

182. Gonzalez, R., Ballester, R., Lopez-Posadas, M.D., Suarez, A., Zarzuelo, O.,

Martinez-Augustin and F. Sanchez De Medina (2011) Effects of flavonoids and other polyphenols on inflammation. Crit Rev Food Sci Nutr. 51: 331-362.

183. Ho, C.T. (1992) Phenolic compounds in food. Chapter. 1, In "Phenolic Compounds in Food and Their Effects on Health I" eds. By C.-T. Ho, C., Lee, Y., and Huang, M.T. pp.2-7. ACS symposium series (506), Inc. New York.

184. Cook, N.C.; Samman, S. (1996) Flavonoids-Chemistry, metabolism, cardioprotective effects, and dietary sources. The Journal of Nutritional Biochemistry 7: 66-76.

185. Rice-Evans, C.; Miller, N.; Paganga, G. (1997) Antioxidant properies of phenolic compounds. Trends in Plant Science 2(4): 152-159.

186. Torel, J.; Cillard, J.; Cillard, P. (1986) Antioxidant activity of flavonoids and reactivity with peroxy radicals. Phytochemical Analysis 25(2): 383-385.

187. Pannala, A.S.; Singh, S.; Rice-Evans, C. (1999) Flavonoids as peroxynitrite scavengers In Vitro. In "Methods in Enzymology: Oxidants and antioxidants" by Packer, L., 299: 207-235.

188. Pokorny, J. (1987) Major fators affecting the antoxidation of lipids. In Autoxidation of unsaturated lipids (Edited by Chan, H.W.S.); Academic press Inc. Ltd., London. 141-206.

189. Cuvelier, M.E.; Richard, H.; Berset, C. (1992) Comparison of the antioxidative activity of some acid-phenols: structure-activity relationship. Bioscience, Biotechnology, and Biochemistry 56: 324-325.

190. 轉載自余翊豪 (2015)。金銀花中綠原酸萃取方法之研究。國立宜蘭大學食品科學系碩士論文。P.11。

191. T.Ohkawara, H.Takada, J.Nishihira, Life Sciences, 190 (2017) 91-96, Protective effect of chlorogenic acid on the inflammatory damage of pancreas and lung in mice with L-arginine-induced pancreatitis.

192. Z.Zhang, X.Wu, S.Cao, M.Cromie, Y.Chen, Y.Feng, H.Ynag and L.Li, Nutrients, 9 (2017) 677-689, Chlorogenic acid ameliorates experimental colitis by promoting growth of akkermansia in mice.

193. O.Palocz, E.P.Gere, P.Galfi and O.Farkas, PLOT ONE, DOI:10.1371/journal. pone.0166642, November 18, 2016, Chlorogenic acid combined with Lactobacillus plantarum 2142 reduced LPS-induced intestinal inflammation and oxidative stress in IPEC-J2 cells.

194. J.Yosovic, S.Markovic, J.M.D.Markovic, M.Mojovic, D.Milenkovic, Food Chemistry, 237 (2017) 390-398, Antioxidative mechanisms in chlorogenic acid.

195. Ningjian Liang, David D. Kitts, (2015) Role of Chlorogenic Acids in Controlling

Oxidative and Inflammatory Stress Conditions. Nutrients. 2016 Jan; 8(1): 16.

196. Kwon S.H., Lee H.K., Kim J.A., Hong S.I., Kim H.C., Jo T.H., Park Y.I., Lee C.K., Kim Y.B., Lee S.Y., Jang C.G., (2010) Neuroprotective effects of chlorogenic acid on scopolamine-induced amnesia via anti-acetylcholinesterase and anti-oxidative activities in mice. Eur J Pharmacol. 2010 Dec 15;649(1-3):210-7.

197. Pari L., Karthikesan K., Menon V.P., (2010) Comparative and combined effect of chlorogenic acid and tetrahydrocurcumin on antioxidant disparities in chemical induced experimental diabetes. Mol Cell Biochem. 2010 Aug;341(1-2):109-17.

198. Koriem K.M., Soliman R.E., (2014) Chlorogenic and caftaric acids in liver toxicity and oxidative stress induced by methamphetamine. J Toxicol. 2014;2014:583494.

199. Karthikesen K., Pari L., Menon V.P. (2010) Combined treatment of tetrahydrocurcumin and chlorogenic acid exerts potential antihyperglycemic effect on streptozotocin-nicotinamide-induced diabetic rats. Gen Physiol Biophys. 2010 Mar;29(1):23-30.

200. Shin H.S., Satsu H., Bae M.J., Zhao Z., Ogiwara H., Totsuka M., Shimizu M., (2015) Anti-inflammatory effect of chlorogenic acid on the IL-8 production in Caco-2 cells and the dextran sulphate sodium-induced colitis symptoms in C57BL/6 mice. Food Chem. 2015 Feb 1;168:167-75.

201. Feng R., Lu Y., Bowman L.L., Qian Y., Castranova V., Ding M., (2005) Inhibition of activator protein-1, NF-kappaB, and MAPKs and induction of phase 2 detoxifying enzyme activity by chlorogenic acid. J Biol Chem. 2005 Jul 29;280(30):27888-95.

202. Cho E.S., Jang Y.J., Hwang M.K., Kang N.J., Lee K.W., Lee H.J., (2009) Attenuation of oxidative neuronal cell death by coffee phenolic phytochemicals. Mutat Res. 2009 Feb 10;661(1-2):18-24.

203. 石愛華，歐陽玉祝、李佑稷 (2007)。綠原酸對奇異果果仁油抗氧化穩定性的影響。[J] 湖南城市學院學報，16(4):60-62。

204. 王雅、趙萍、趙坤 (2007)。沙米綠原酸提取工藝優化及抗氧化性能研究。[J] 食品與發酵工業，33(10):131-134。

205. Chen, Xuesong; Gawryluk, Jeremy W.; Wagener, John F.; Ghribi Othman; Griger, Jonathan D.(2008). Caffeine blocks disruption of blood brain barrier in a rabbit model of Alzheimer's disease. Journal of Neuroinflammation. 5(12).

206. Cho E.S., Jang Y.J., Hwang M.K., Kang N.J., Lee K.W., & Lee H.J., (2009) Attenuation of oxidative neuronal cell death by coffee phenolic phytochemicals, Mutation research, 661(1-2):18-24.

207. Kim J., Lee S., Shim J., Kim H.W., Kim J., Jang Y.J., Yang H., Park J., Choi S.H.,

Yoon J.H., Lee K.W., Lee J. (2012) Caffeinated coffee, decaffeinated coffee, and the phenolic phytochemical chlorogenic acid up-regulate NQO1 expression and prevent H2O2-induced apoptosis in primary cortical neurons. Neurochemistry International 60(5):466-74.

208. Kwon S.H., Lee H.K., Kim J.A., Hong S.I., Kim H.C., Jo T.H., Park Y.I., Lee C.K., Kim Y.B., Lee S.Y., Jang C.G., (2010) Neuroprotective effects of chlorogenic acid on scopolamine-induced amnesia via anti-acetylcholinesterase and anti-oxidative activities in mice. Eur J Pharmacol. 2010 Dec 15;649(1-3):210-7.

209. Han J., Miyamae Y., Shigemori H., Isoda H., (2010) Neuroprotective effect of 3,5-di-O-caffeoylquinic acid on SH-SY5Y cells and senescence-accelerated-prone mice 8 through the up-regulation of phosphoglycerate kinase-1. Neuroscience. 2010 Sep 1;169(3):1039-45.

210. Shen W., Qi R., Zhang J., Wang Z., Wang H., Hu C., Zhao Y., Bie M., Wang Y., Fu Y., Chen M., Lu D., (2012) Chlorogenic acid inhibits LPS-induced microglial activation and improves survival of dopaminergic neurons. Brain Res Bull. 2012 Aug 1;88(5):487-94.

211. B.N.Hong. Y.H.Nam, S.H.Woo, T.H.Kang, Neuroscience Letters, 640 (2017) 64-69, Chlorogenic acid rescues sensorineural auditory function in a diabetic animal model.

212. S.Q.Fang, Y.T.Wang, J.X.Wei, Y.H.Shu, L.Xiao, Biomedicine & Pharmarcotherapy, 79 (2016) 254-262, Beneficial effects of chlorogenic acid on alcohol-induced damage in PC12 cells.

213. Z.Guo, J.Li, Translational Neuroscience, 8 (2017) 176-181, Chlorogenic acid prevents alcohol-induced brain damage in neonatal rat.

214. E.Anggreani, CY.Lee, Int J Food Sci Nutr Diet., 6(1) (2017) 330-337, Neuroprotective Effect of Chlorogenic Acids against Alzheimer's Disease.

215. Y.Zhou, Z.Ruan, L.Zhou, X.Shu, X.Sun, S.Mi, Y.Yang, Y.Yin, Biochemical and Biophysical Research Communications, 469 (2016) 1083-1089, Chlorogenic acid ameliorates endotoxin-induced liver injury by promoting mitochondrial oxidative phosphorylation.

216. Y.Feng, C.Sun, Y.Yuan, Y.Zhu, J.Wan, C.K.Firempong, E.Omari-Siaw, Y.Xu, Z.Pu, J.Yu, International Journal of Pharmaceutics, 501 (2016) 342-349, Enhanced oral bioavailability and in vivo antioxidant activity of chlorogenic acid via liposomal formulation.

217. S.G.Jesus, C.Z.Luis and J.V.Damiel A, Molecules, 2017, 22, 358, hlorogenic acid : recent advances on its dual rle as a food additive and a nutraceutical against metabolic syndrome.

218. N.Tajik, M.Tajik, I.Mack and P.Enck, Eur. J. Nutr., 56 (2017) 2215-2244, The potential effects of chlorogenic acid, the main phenolic components in coffee, on health: a comprehensive review of the literature.

219. Y.Huang, H.Chen, X.Zhou, X.Wu, E.Hu, European Journal of Pharmacology, 809 (2017) 191-195, Inhibition effects of chlorogenic acid on benign prostatic hyperplasia in mice.

220. R.P.Zhou, S.J.Lin, W.B.Wan, H.L.Zuo, F.F.Yao, H.B.Ruan, J.Xu, W.Song, Y.C.Zhou, S.Y.Wen, J.H.Dai, M.L.Zhu and J.Luo, PLOS ONE, DOI:10.1371/journal. pone.0166751, December 29, 2016, Chlorogenic acid prevents osteoporosis by Shp2/PI3K/Akt pathway in ovariectomized rats.

221. X.Cheng, K.Li, S.Xu, P.Li, Y.Yan, G.Wang, Z.Berman, R.Guo, J.Liang, S.Traore and X.Yang, PLOS ONE, DOI:10.1371/journal.pone.0195326, April 5, 2018, Applying chlorogenic acid in an alginate scaffold of chondrocytes can improve the repair of damaged articular cartilage.

222. Y.C.Wang, J.Dong, J.Nie, J.X.Zhu, H.Wang, Q.Chen, J.Y.Chen, J.M.Xia and W.Shuai, Apoptosis, 22 (2017) 1147-1156, Amelioration of bleomycin-induced pulmonary fibrosis by chlorogenic acid through endoplasmic reticulum stress inhibition.

國家圖書館出版品預行編目資料

綠原酸：咖啡健康的關健密碼 / 鄭世裕, 原來,
王神寶著.-- 初版.-- 臺中市：晨星, 2019.10
　　面；　公分 . --（健康與飲食；133）
ISBN 978-986-443-443-920-1（平裝）

1. 健康食品　2. 咖啡　3. 食療

411.373　　　　　　　　　　108012247

歡迎掃描 QR CODE
填寫線上回函

健康與飲食 133

綠原酸：咖啡健康的關鍵密碼

作者	鄭世裕、原來、王神寶
主編	莊雅琦
網路宣傳	柯冠志
校對	吳怡蓁、王神寶、原來、莊雅琦
美術設計	張蘊方
封面設計	王大可

創辦人	陳銘民
發行所	晨星出版有限公司
	407 台中市工業區 30 路 1 號
	TEL：（04）2359-5820　FAX：（04）2355-0581
	E-mail: service@morningstar.com.tw
	http://www.morningstar.com.tw
	行政院新聞局局版台業字第 2500 號
法律顧問	陳思成律師
初版	西元 2019 年 10 月 28 日
再版	西元 2020 年 12 月 25 日（二刷）
總經銷	知己圖書股份有限公司
	台北 台北市 106 辛亥路一段 30 號 9 樓
	TEL：（02）23672044 / 23672047　FAX：（02）23635741
	台中 台中市 407 工業 30 路 1 號
	TEL：（04）23595819　FAX：（04）23595493
	E-mail：service@morningstar.com.tw
	網路書店 http://www.morningstar.com.tw
郵政劃撥	15060393（知己圖書股份有限公司）
讀者專線	（02）23672044

定價 350 元
ISBN 978-986-443-920-1

Published by Morning Star Publishing Inc.
Printed in Taiwan